脊柱显微内镜诊疗技术临床应用规范化培训系列教材

实用脊柱显微内镜诊疗技术基础教程

主　　编　银和平　王国强

副 主 编　吴一民　李树文

编　　者（以姓氏笔画为序）

于英楠　王宇鹏　白　明　杜　丰　杜志才

孟格栋　赵　健　赵　清　聂晓英　徐　翔

编写秘书　孟格栋

人民卫生出版社

图书在版编目（CIP）数据

实用脊柱显微内镜诊疗技术基础教程 / 银和平，王国强主编 . —北京：人民卫生出版社，2020

ISBN 978-7-117-29656-4

Ⅰ.①实… Ⅱ.①银… ②王… Ⅲ.①内窥镜-应用-脊柱病-诊疗-教材 Ⅳ.①R681.5

中国版本图书馆 CIP 数据核字（2020）第 020130 号

| 人卫智网 | www.ipmph.com | 医学教育、学术、考试、健康，购书智慧智能综合服务平台 |
| 人卫官网 | www.pmph.com | 人卫官方资讯发布平台 |

实用脊柱显微内镜诊疗技术基础教程

主　　编：银和平　王国强
出版发行：人民卫生出版社（中继线 010-59780011）
地　　址：北京市朝阳区潘家园南里 19 号
邮　　编：100021
E - mail：pmph @ pmph.com
购书热线：010-59787592　010-59787584　010-65264830
印　　刷：中农印务有限公司
经　　销：新华书店
开　　本：787×1092　1/16　印张：9
字　　数：175 千字
版　　次：2020 年 6 月第 1 版　2020 年 6 月第 1 版第 1 次印刷
标准书号：ISBN 978-7-117-29656-4
定　　价：68.00 元

打击盗版举报电话：010-59787491　E-mail：WQ @ pmph.com
质量问题联系电话：010-59787234　E-mail：zhiliang @ pmph.com

内容提要

　　本书以显微内镜下椎间盘切除术（microendoscopic discectomy，MED）在国内外的应用与发展为背景，结合作者十余年的临床经验，就脊柱应用解剖，诊断要点，适应证选择，影像学解读，术中操作技巧，并发症处理，术后注意事项，功能康复指导，规范化实验操作培训教程及相关设备、器械清洗、消毒、保养等方面做了详细的介绍。本书作为脊柱显微内镜诊疗技术临床应用规范化培训系列教材之一，图文并茂，配有大量术前、术后实例图示比较，适用于从事脊柱内镜专业的初学者和青年医师。特别是模拟操作训练章节，以模型、模具入手，继而以动物（猪、羊）腰段和人体新鲜尸体标本实践训练为重点，教学相长，显著缩短学习曲线。本教材也针对已经配备了脊柱后路显微椎间盘镜系统，但因各种原因没能很好使用甚至停用已久，导致昂贵设备闲置、资源浪费的相关医院，以及有意向开展显微内镜诊疗技术工作的医院和医师，提供规范化、系统性学习的依据和指导。

银和平，骨科教授，主任医师二级岗位，硕士研究生导师，享受国务院特殊津贴。内蒙古医科大学第二附属医院原副院长，内蒙古自治区领先学科骨科学带头人，国家临床重点专科亚专科（微创脊柱外科）学科带头人，内蒙古"草原英才"工程产业创新人才团队核心成员。现担任中华医学会骨科学分会微创外科学组委员、中国医师协会骨科医师分会脊柱内镜专业委员会副主任委员、中国医师协会内镜医师分会常委、中国老年学和老年医学学会骨质疏松分会（OSCG）脊柱微创诊疗技术规范化培训基地主任及工作委员会主任委员、中国医师协会骨科医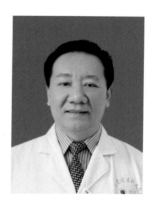师分会脊柱微创专业委员会脊柱微创修复与重建学组副组长、内蒙古自治区医学会骨科分会微创学组组长、内蒙古自治区医师协会脊柱外科医师分会主任委员等 20 余个学术职位。

2005 年在国内较早创建了集教学、科研、医疗为一体的专业化微创脊柱外科团队，在内蒙古自治区率先使用脊柱微创外科技术疗法，是该地区微创脊柱外科技术的开创者和领军人物。在内蒙古自治区先后开展了经皮穿刺椎间盘切吸术（APLD，1993 年）、脊柱后路显微内镜下椎间盘切除术（MED，2001 年）、显微内镜辅助下椎间孔入路腰椎椎体间融合术（MED-misTLIF，2005 年）、经皮球囊扩张椎体后凸成形术（PKP，2005 年）、经皮椎体成形术（PVP，2005 年）、经皮椎间盘臭氧消融术（2007 年）、经皮低温等离子髓核消融术（2007 年）、经皮椎间孔镜下椎间盘切除术（PELD，2010 年）、MED 下纤维环缝合术（2014 年）、经皮棘突间撑开器植入脊柱非融合术（2015 年）、脊柱显微镜技术（2017 年）等脊柱微创技术，多项技术处于国内先进水平，填补了内蒙古自治区该领域的空白。MED 辅助下治疗脊柱退变性疾病已达 6 000 余例，获得内蒙古自治区科学技术进步奖二等奖 3 项，获国家发明专利 2 项。发表相关学术论文 50 余篇、参编专著 7 部、参编教材 2 部。主办、承办全国脊柱微创学术会议 10 余次，举办 20 余期全国脊柱微创诊疗技术规范化培训班，培训人员 300 余名。

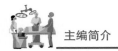

　　主持国家自然科学基金项目 1 项,内蒙古自治区自然科学基金项目 2 项,内蒙古自治区人才开发基金项目 1 项,内蒙古医科大学科技百万工程项目 1 项,内蒙古自治区科学技术厅、教育厅、卫生健康委员会项目各 1 项。获内蒙古自治区五一劳动奖章,并荣获内蒙古自治区优秀科技工作者及自治区医德标兵称号。

王国强，主任医师，二级教授，硕士研究生导师，内蒙古自治区突出贡献专家，内蒙古医科大学第二附属医院院长。任中华医院管理协会副理事长、中国医师协会骨科医师分会第四届委员会委员、内蒙古自治区（骨科）医院联盟理事会理事长、内蒙古自治区医师协会副会长、内蒙古自治区医师协会骨科医师分会第一届委员会会长、内蒙古自治区医学会骨科分会第十届委员会副主任委员、内蒙古自治区医院协会医疗保险管理专业委员会副主任委员、内蒙古自治区医学会骨质疏松学会常务委员。担任中华预防医学会系列杂志《疾病监测与控制》副主编，2017年被内蒙古医院协会评为优秀院长。

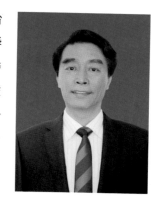

承担国家自然科学基金项目1项，内蒙古自治区科研项目4项。获2018年度内蒙古自治区科学技术奖自然科学一等奖。在国家级、省级核心及各类学术期刊发表论文20余篇，其中SCI论文6篇。

序 一

　　脊柱后路显微内镜下椎间盘切除术（MED），最早在 1997 年由美国脊柱外科专家 Foley 和 Smith 发明。1999 年引入中国后，经过 20 余年的临床实践与应用研究，其适应证已从单纯髓核摘除扩展到大部分脊柱退行性疾病，如椎管狭窄症的单侧入路双侧减压、椎间孔入路治疗极外型的椎间盘突出症、显微内镜辅助下椎间孔入路腰椎椎体间融合术（MED-misTLIF）减压融合加经皮椎弓根螺钉内固定重建腰椎节段的稳定性等。目前，腰椎、胸椎、颈椎的 MED 技术已取得了很好的中远期疗效。但是由于该技术在操作过程中需要手眼分离，术中又属于二维成像，因此要掌握好此技术需要历经一定的学习曲线。如果未经过规范化操作培训，遇到困难或并发症时会很难推进。据了解，在此技术上遇到问题或障碍的单位和医师占比不小。然而，在攀登科学高峰的过程中，总有一些坚持不懈、具有攻坚克难精神的匠心医者，在长期临床实践中积累了大量经验。他们不但拓展了 MED 诊疗技术的适应证，而且结合实际应用，对 MED 通道、器械、工具及成像系统进行了大胆的改进与创新，使得操作更简便、更得心应手，同时有助于提高手术的安全性和效率。所以我们要求初学者接受规范化培训，勇于实践操作，尽量缩短学习曲线。

　　本书是由内蒙古医科大学第二附属医院微创脊柱外科银和平教授及其团队在其 20 余年临床经验积累的基础上编写的一部通俗易懂、图文并茂、实用性较强的教材。本书从脊柱应用解剖、诊断与适应证选择、操作方法和技巧、并发症预防与处理、典型病例介绍、术后护理与患者功能训练、设备器械清洗消毒与保养等方面做了详细的介绍和解读。相信本书对于有志于从事脊柱微创外科工作的青年医师掌握脊柱显微内镜诊疗技术，将会起到事半功倍的效果。

刘尚礼

2019 年 6 月

序 二

　　显微内镜下椎间盘切除术（MED）具有手术切口小、椎旁肌肉损伤轻、出血少和术后恢复快等优点。高清视野放大 64 倍，从而使得术中能更加准确地辨认和保护术区硬膜囊、神经根和椎管内血管丛；更加精确地完成各种手术操作，有效避免传统手术视野深和脊椎后方骨性关节结构破坏较大的缺陷，最大限度保留脊柱后方结构的完整性，从而有效降低术后瘢痕粘连和腰椎不稳情况的发生。该技术适用于各类型腰椎间盘突出症和椎管狭窄症的治疗。

　　MED 操作容易、适应证较广、功能多样，使外科医师容易从传统手术转换到内镜手术。但要熟练操作该技术必须经过一段时间、数十例以上实操训练，须克服在工作通道内操作和监视器镜下视野的手眼分离与协调配合的学习曲线，对于没有脊柱外科基本功的其他专业的医师来说，学习曲线还会更长。在学习中，很多医师常因操作困难和并发症的发生而放弃 MED 技术。

　　本教材是 MED 技术 20 年临床经验积累的阶段性总结，从局部应用解剖、适应证选择、手术注意事项及技巧、并发症防治策略、技术改进及创新等方面由浅入深、由表及里、图文并茂地进行介绍，是一本很好的实用性教材。

　　MED 从诞生至今已历经了 20 年的风雨，有成功带来的成就，也有失败导致的沮丧；有开放与微创的较量，也有孔镜与盘镜的博弈。然而我们必须坚信——实践出真知！并在实践—认识—再实践—再认识的过程中，循环往复、坚持不懈，相信我国脊柱微创技术发展的明天会更好！

周　跃

2019 年 6 月

前　言

　　脊柱显微内镜诊疗技术是微创脊柱外科最具代表性和先进性的微创技术,集可视化、数字化和智能化为一体。该操作技术主要包括显微内镜下椎间盘切除术(MED)和经皮椎间孔下椎间盘切除术(PELD),二者在手术适应证的选择上各有优势和不足。

　　MED常规是经后路椎板间入路,工作通道为16~18mm,在空气介质下操作,放大视野64倍。常因出血、雾气等影响视野清晰度,需要双极电凝、止血海绵或纤维蛋白纱布、棉片等止血处理,多用注水、冲洗保持视野清晰,但操作空间相对较大,扩窗、减压较彻底,单侧入路可完成双侧减压;也可经Kambin三角、椎间孔入路完成极外型突出减压及融合操作。适合各类型椎间盘突出症、椎间孔狭窄症、腰椎失稳与滑脱症,还可于镜下直视下完成纤维环切口、小破裂的缝合与修复,以及椎间感染病灶的清除和置管冲洗引流;还可完成颈后路锁孔减压、神经根型颈椎病和2~3节段的颈椎管狭窄症镜下开门手术。PELD工作通道为7~10mm,在水介质下操作,镜下出血易控制(水压止血和低温射频技术止血),解决单纯椎间盘突出、脱出及根管狭窄的优势大,创伤更小;但其手术适应证范围相对较窄,一旦硬膜破损,脑脊液漏或因水压引起头痛、颈痛时,必须停止手术。

　　无论是MED或者是PELD,均为二维成像,需手眼分离操作,有较长时间的学习曲线。初学者应经过规范化培训方能用好、做好、发挥好脊柱显微内镜技术的优势,达到精细、精确、精准减压与修复的效果,以及创伤小、恢复快、疗效好的微创目的。

银和平

2019年5月

目　录

手术视频

脊柱显微内镜治疗腰椎间盘突出症手术
脊柱显微内镜辅助下治疗腰椎失稳与滑脱症手术
脊柱显微内镜下纤维环裂口缝合手术

第一章 概 论

第一节 脊柱显微内镜的发展史

脊柱显微内镜下椎间盘切除术(microendoscopic discectomy, MED)是在关节镜和显微镜的基础上发展起来的。1997年美国的Foley和Smith首先报道了在MED下进行椎间盘髓核摘除,将传统的椎间盘切除术内镜化、显微化和微创化,其临床效果与传统椎间盘开放手术相近,但具有切口小、组织损伤轻、患者恢复快的微创手术优势。手术操作步骤与传统开放椎间盘切除术基本一致,是通过一系列逐级扩张通道管建立一个直径为1.6~1.8cm的工作套管,完成椎板开窗、黄韧带切除、根管减压、神经根松解及突出间盘的切除等手术过程。逐级扩张也是同心圆扩张,对椎旁肌肉及相应支配的脊神经背内侧支损伤微小,出血量也较少。镜下视野呈64倍放大,术野清晰、辨认准确、操作精准,能有效减压,对病灶周围正常组织结构破坏小、影响轻。适应证由单纯腰椎间盘突出症扩展到各类型腰椎间盘突出症、腰椎管狭窄症、脊柱骨折、1~2节段腰椎失稳、腰椎滑脱(≤Ⅱ度);由腰椎扩展到胸椎到颈椎。但并发症如硬膜撕裂、神经根损伤、椎间盘感染、复发及失稳等与开放手术相近。在操作学习时必须重视规范化培训,克服手眼分离与协调配合的难点,顺利克服和缩短学习曲线。

(银和平)

第二节 脊柱显微内镜的现状与展望

一、脊柱显微内镜的发展史

1996年成像放大15倍的第一代椎间盘镜系统诞生于美国,因其成像视野小,故影响术中手眼协调操作。1999年第二代椎间盘镜成像视野的放大提高到64倍,使镜下手眼分离操作精确、精细感更加得心应手。其手术适应证与传统开放手术经椎板间开窗入路相似,只是减压范围窄一些,但对病灶周围正常结构破坏和损伤更轻,对节段稳定性影响也更小。椎间盘镜系统的发明及临床应用对可视化、微创化治疗腰椎间盘突出症作出了里程碑式的贡献。因此,在最初的 5~8 年内迅速推广至全世界脊柱外科领域。然而,由于存在手眼分离较长的学习曲线、有限的适应证,以及与传统开放手术近似的手术并发症,大多数国家骨科医师逐渐放弃该操作方法,并采用新研发的带光源直视操作和类似于传统开放椎间盘切除术的可扩张通道技术,而神经外科医师多选择显微镜下手术;因此,MED技术在国外并没有得到很好的推广与发展,只有在中国、日本等少数亚洲国家范围内使用。

二、脊柱显微内镜在中国的应用历史

20 世纪 90 年代末,刘尚礼、张朝跃、谢大志教授先后引进该技术并在全国推广,自此迅速在中小型医院开展起来,因其创伤小、出血少、效果好、恢复快、64 倍成像、视野清晰等微创化、可视化优势,受到中青年脊柱外科医师的追崇,多数患者更愿意接受该术式。此后的十年间,MED 技术在全国各医院以燎原之势迅速开展,适应证也得到不断扩展、创新。然而,伴随着疗效不佳、多种并发症、手术设备昂贵、维护保养成本较高、传统开放手术与微创手术的经验与理念上的认识不同等诸多问题的出现,MED 的应用逐渐降温,以至于大多数设备刀枪入库,马放南山。其原因主要是多数尝试 MED 技术的医师没有得到规范化培训及学习,许多医师只是参加短期学习班、讲座,参观几例手术后就自行开展该技术,手眼分离与配合尚且不熟练。二维镜下解剖关系分辨困难,手术中常因镜下出血止血困难,硬脊膜破损脑脊液漏,神经钳出、损伤等问题被迫改为开放手术。患者与同道的质疑和非议接踵而来,有的医院甚至直接叫停 MED。除了上述未经规范化培训的情况外,还有一些医师从事中医疼痛、介入等专业,对于脊柱外科与手术知识技能和临床实践经验相对缺失,直接登台"亮剑";有的医师在镜下不明方向、不知深浅、不辨解剖关系,甚至寻找不到进入椎管的有效途径。

在国内有为数不多的医师,经过正规培训,能严格把握手术适应证,克服了镜下手眼分离、娴熟配合的学习曲线,并能持之以恒、坚持不懈地进行改进及创新性研究,如 Zista 扩张通道的改进、神经牵引保护器发明专利的应用、弧形骨刀的研发与应用、配合超声骨刀和动力磨钻的镜下使用、术中神经电生理监测的应用、镜下止血方法与技巧、硬脊膜破裂脑脊液漏的处理等,逐步将适应证从各类型腰椎间盘突出症、腰椎管狭窄扩大到腰椎失稳与滑脱(≤Ⅱ度)、胸椎黄韧带骨化症的减压术、颈椎后路锁孔减压和后纵韧带骨化(OPLL)开门成形术等。

相信随着相关器械、工具、成像系统(二维升级为三维)的改进,导航与机器人的引入,显微内镜可视化、微创化、数字化和智能化的集合将展现出更安全、更有效的生命力和美好前景。

(银和平)

第二章 脊柱显微内镜系统与配套器械

第一节 脊柱显微内镜手术系统

一、图像显示设备

脊柱显微内镜系统主要由主机、光源、显示器镜头、数据成像线、光源线组成（图 2-1-1），也可配置录像设备。主机、光源、显示器及录像设备通常组合放置在移动推车上以便于搬运。

二、光源系统

脊柱显微内镜主要采用冷光源，其光源系统主要由冷光源主机和光源线构成。

（一）冷光源主机

冷光源为椎间盘镜手术提供照明（图 2-1-2）。常用的冷光源有卤素光源、金属卤素光

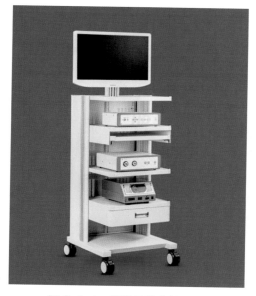

图 2-1-1 脊柱显微内镜系统

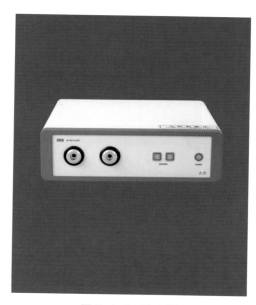

图 2-1-2 冷光源

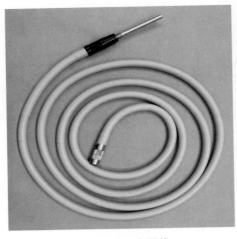

图 2-1-3 光源线

源、发光二极管（LED）光源、疝气光源等。疝气光源亮度可调节，可为手术提供足够的接近自然光的亮度，是较理想的光源，鉴于光源的大功率因素，开关机时应保证间隔时间在 8min 以上。

（二）光源线

光源线是连接椎间盘镜镜头与光源主机的部分（图 2-1-3），分为两种：一种是光导纤维光源线，另一种是液晶光源线。光导纤维光源线的导光纤维直径为 0.10~0.25mm，通常每根导光索含有 10 万根导光纤维。使用时不可强行弯曲，当一定数量的导光纤维折断时，会发现其导光面有斑驳黑点，甚至会有暗区。液晶光源线的导光主体为新型高分子液晶材料，抗折性好、光强度均匀、衰减少，克服了传统光导纤维导光索有暗斑、光衰减大的不足。光源线的长度有多种可选，推荐使用 3m 的光源线。

三、成像系统

摄录及监视系统主要由摄像系统、椎间盘镜及显示器组成。

（一）摄像系统

摄像系统是椎间盘镜手术中最重要的部分，它包括摄像主机（图 2-1-4a）和摄像头（图 2-1-4b）两个部分。20 世纪 80 年代以后，它的发展趋向于体积小、质量轻、使用方便、高分辨率、立体感、层次感和数字化。

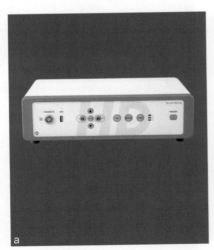
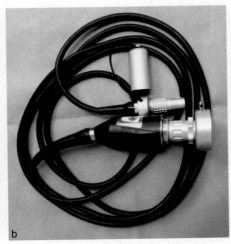

图 2-1-4 摄像系统
a. 摄像主机；b. 摄像头

（二）椎间盘镜

椎间盘镜要求产生明亮清晰的图像,且不失真(图2-1-5)。目前世界上通常采用Hopkins镜体,其镜体材料主要分为光学玻璃柱状镜和宝石柱状镜。椎间盘镜水晶蓝宝石广角镜面,视野广、清晰度高,可完全满足微创手术要求。镜头与工作通道内壁紧贴,工作通道上的螺纹旋钮可调节镜头纵向深度,工作通道上的旋盘可360°旋转。工作通道常用规格有16mm(直径)×80mm(深度)和18mm(直径)×80mm(深度)。

镜头与工作通道内壁紧贴(图2-1-6),工作通道上的螺纹旋转可调节镜头纵向深度(±12mm),镜头伸出工作通道6mm;镜头可沿通道内壁做360°旋转与椎间盘镜镜头纵向深度调节。

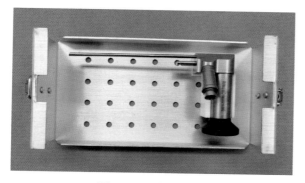

图2-1-5 椎间盘镜

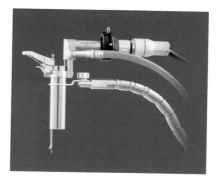

图2-1-6 镜头与工作通道内壁紧贴

（三）椎间盘镜与冷光源、摄像系统连接

手术消毒铺单,完成镜头上的光源和摄像头的连接后,再将光源线连接到光源机、摄像头的电缆连接到主机(图2-1-7),然后进行内镜的白平衡调试,具体方法为:用一块白色的、纱布放在距离镜头1cm的位置,再按主机上的白平衡按钮即可进行调试,白平衡的最佳效果应该是整个内镜视野都是白色的,如镜头模糊,则可用抗雾稀释液进行清洗。通过调节镜头上中间最小直径的环可以调节焦距,通过调节内镜上的齿状环可以调节显示器上图像的大小。因为所有的操作都是在工作通道中进行的,因此准确判定操作的位置十分关键。为了便于操作时判定方位,通常将内侧的解剖结构图像调至显示器的顶端(即12点的位置),把外侧的解剖结构图像调至显示器的底部(即6点的位置)。通过旋转内镜上最前端环可以调整显示器上图像的方向。显示器上的"V"形标记代表内镜在工作通道中的位置(如:"V"形标记如果在显示器的9点位置,则表示内镜也在工作通道中9点的位置)。调节显示器图像位置时可将一个吸引器的头放在工作通道的外侧以帮助外科医师判断内外侧方向,一旦方位确定后,就可以按常规步骤进行手术操作。

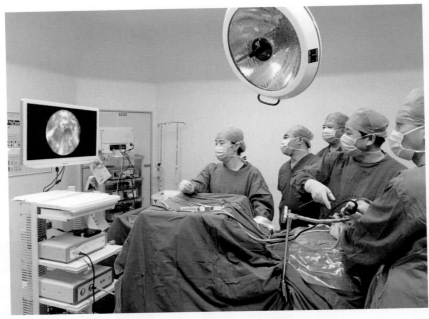

图 2-1-7　椎间盘镜与冷光源、摄像系统连接

（杜志才）

第二节　脊柱显微内镜常用配套器械

脊柱显微内镜专用器械设计精巧,用于手术操作的各种器械纤细、精密且不反光,利于在镜下极小的空间里操作,其配套器械主要包括建立工作通道用的自由臂、固定臂、定位导针、系列扩张管和工作通道及镜架,手术操作使用的不同型号和功能的枪钳、刮匙、髓核钳、吸引器、神经探钩和神经剥离子、椎间盘刀、各型号骨刀、双极电凝等。

一、工作扩张通道与自由臂

自由臂(图 2-2-1)呈蛇形铰链自锁结构,两端分别与固定杆和操作通道连接。自由臂通过固定杆与手术床相连,使其和工作管道可随患者体位任意调动及固定。

二、定位针与系列扩张套管

MED 的通道建立器械包括一根引导和定位用的克氏针以及一系列直径逐渐增大的扩张管。使用时首先插入克氏针进行准确定位(图 2-2-2),然后由小到大将不同直径的扩张管依次插入(图 2-2-3),进行通道扩张,最后再将管状工作通道插入并连接到自由臂上,一般自由臂应该放到手术医师的对面,以免干扰医师操作。安装完管状通道后,将

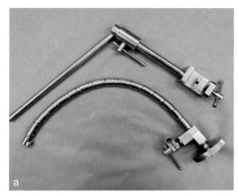

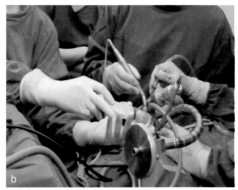

图 2-2-1 自由臂
a. 展示图；b. 术中使用的自由臂

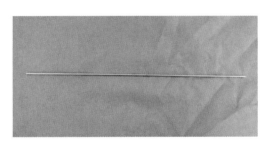

图 2-2-2 克氏针

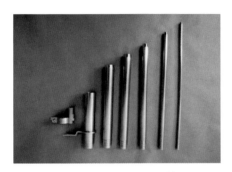

图 2-2-3 系列扩张管

内镜通过锁定环在工作通道上锁紧。内镜可以放在工作通道边缘 360° 的任意位置，将内镜插入或者拔出可以改变放大倍数。开始时，内镜应该放在最上方，避免接触到软组织，如果内镜和软组织接触到将会明显降低其清晰度。当出现这种情况时需要将内镜从工作通道中拔出，镜头用抗雾的盐水进行清洁，同时也可以用普通生理盐水进行冲洗以清洁镜头。

三、枪钳和骨刀

各种型号和各种角度的枪钳（图 2-2-4）及骨刀（图 2-2-5）主要用于术中切除黄韧带、椎板、棘突根部、关节突等。

四、神经剥离子和神经牵开保护器

神经剥离子（图 2-2-6）主要用于探查神经根及分离神经根周围的粘连，神经牵开保护器（神经卫士）及神经拉钩主要用于切除髓核及扩大侧隐窝时牵开并保护神经根及硬膜囊（图 2-2-7）。

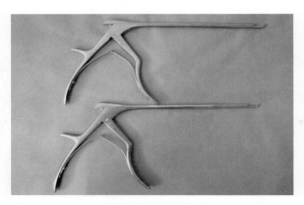

图 2-2-4　枪钳

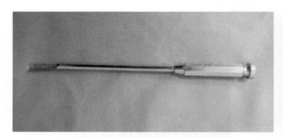

图 2-2-5　骨刀

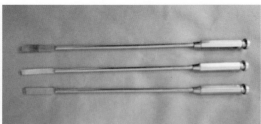

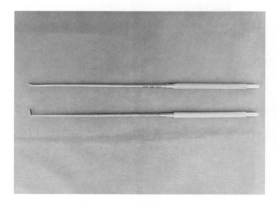

图 2-2-6　神经剥离子

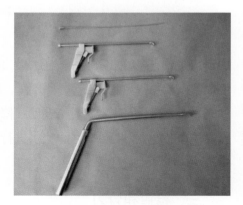

图 2-2-7　神经卫士及神经拉钩

五、椎间盘刀及髓核钳

椎间盘刀(图 2-2-8)用于切开包含型椎间盘突出的纤维环;各种型号和不同角度的髓核钳(图 2-2-9)主要用于术中摘除髓核。对于中央型椎间盘突出和极外侧型椎间盘突出,应使用带角度的髓核钳,尽量靠中线、朝对侧、朝外侧摘除髓核。髓核钳远端带有刻度,操作时应注意其深度,避免损伤腹腔血管。切开后纵韧带及纤维环时,可使用微型直锋刀沿神经根方向斜形切开。对于后纵韧带有钙化者,也可使用纤维环锯予以切除。

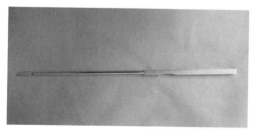

图 2-2-8　椎间盘刀

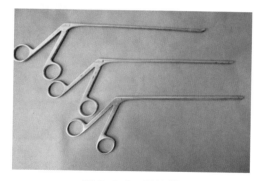

图 2-2-9　髓核钳

六、动力磨钻系统

动力磨钻系统（图 2-2-10）主要用于处理增生内聚的关节突，钙化、硬化的黄韧带。

七、椎体后缘处理器

椎体后缘处理器（图 2-2-11）主要用于处理突出硬化的椎间盘及进入椎管的骨折块。

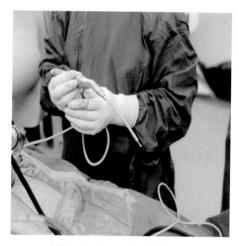

图 2-2-10　动力磨钻系统

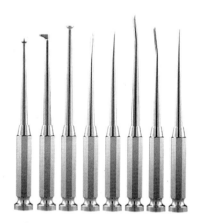

图 2-2-11　椎体后缘处理器

八、刮匙

刮匙（图 2-2-12）主要用于清理黄韧带浅层软组织、剥离椎板下缘、刮除椎间隙内髓核，术中可用角度刮匙剥离黄韧带起点。

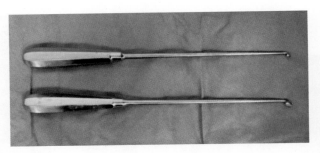

图 2-2-12 刮匙

九、吸引器

吸引器（图 2-2-13）分为两种型号和功能。进入椎管前使用加长的吸引器，进入椎管后使用带有神经拉钩的吸引器，术者左手持吸引器可达到吸引和保护神经根的双重作用。

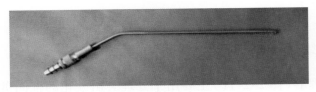

图 2-2-13 吸引器

十、神经探钩

各种型号及角度的神经探钩（图 2-2-14）可用于分离椎管内和神经根周围的粘连，并可保护神经，探查神经根管有无狭窄，也可作为切除黄韧带的辅助器械。

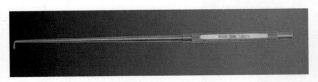

图 2-2-14 神经探钩

（杜志才）

第三节 脊柱显微内镜手术室条件要求

1. 100级洁净手术室 层流洁净手术室是应用空气洁净技术，通过建立科学的人、物流程及严格的分层管理，最终达到控制微粒污染，保证手术患者生命安全；提供适宜的温度、湿度，创造一个清新、洁净、舒适、细菌数低的手术空间环境，使患者的组织在手术时尽可能受到较少的损伤，并在很大程度上降低感染率。不同级别的层流手术室其空气洁净度标准不同,所谓 100 级手术室,是指大于等于 $0.5\mu m$ 的尘粒数 >350 粒 $/m^3$(0.35 粒 $/L$)且 $\leq 3\,500$ 粒 $/m^3$(3.5 粒 $/L$),$\geq 5\mu m$ 的尘粒数为 0。术区 400 级层流周边 1 000 级层流。这是对手术室的最高洁净要求,相当于太空实验室的标准。

2. 中心供氧系统与负压吸引系统　见图 2-3-1。

3. 麻醉机、监护仪　见图 2-3-2。

4. 脊柱专用手术床　见图 2-3-3。

5. 移动 C 型臂机及 G 型臂机　见图 2-3-4、图 2-3-5。

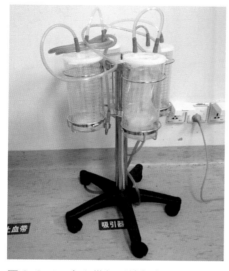

图 2-3-1　中心供氧系统与负压吸引系统

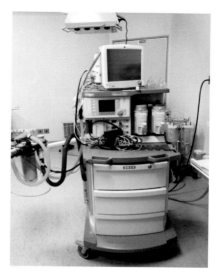

图 2-3-2　麻醉机、监护仪

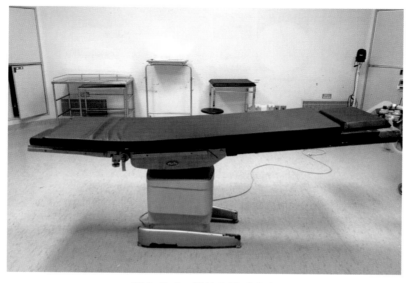

图 2-3-3　脊柱专用手术床

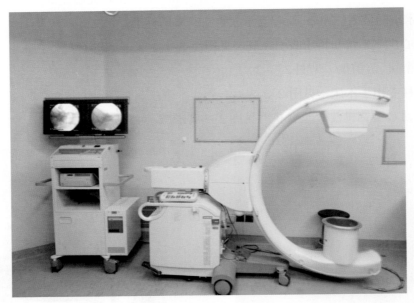

图 2-3-4　移动 C 型臂机

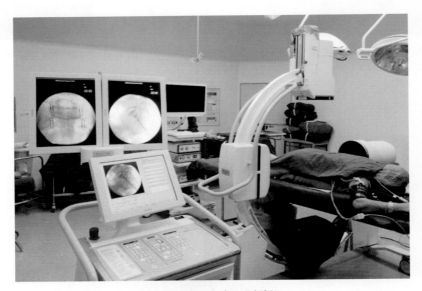

图 2-3-5　移动 G 型臂机

6. 等离子低温高压灭菌柜　见图2-3-6。

7. 器械高温、高压灭菌柜　见图2-3-7。

8. 双极电凝仪　见图2-3-8。

9. 铅防护　铅防护主要使用铅屏（图2-3-9a）及铅衣（图2-3-9b）。

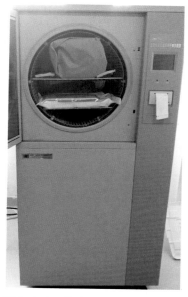

图2-3-6　等离子低温高压灭菌柜

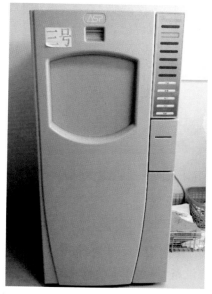

图2-3-7　器械高温、高压灭菌柜

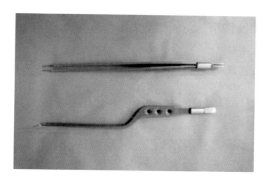

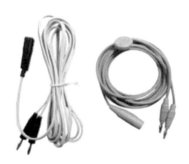

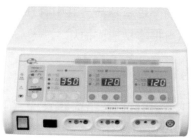

图2-3-8　双极电凝仪

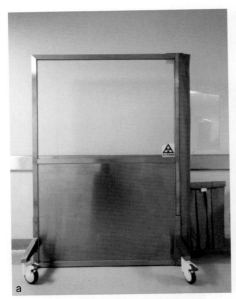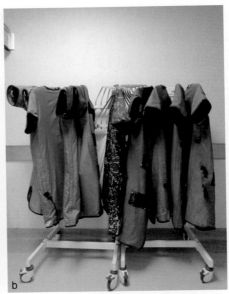

图 2-3-9 铅防护
a. 铅屏；b. 铅衣

10. 专业护士 手术室挑选 4~6 名专业素质良好的护士组成内镜专业管理小组,负责术前设备、器械准备、术中跟台、术后清洗保养、记录。专业护士经过专业的培训,熟悉所有术中使用的手术操作器械及手术操作流程,能做好术前器械的准备,能流畅地配合术者完成手术操作;掌握内镜系统的正确连接,严格按开关机流程进行开关机;掌握术前及术中内镜的必要调试操作,如对白平衡、亮度调节、术中图像及影像采集等。

（杜志才）

第四节　脊柱后路显微内镜使用维护及保养

硬管内镜是目前医务人员观察人体内部病变组织最方便、最直接、最有效的医疗器械,具有图像清晰度高、色彩逼真等优点,而且容易操作。随着使用硬管内镜的可视范围扩大,各科医师使用硬管内镜频率越来越高。其中脊柱显微内镜是硬式内镜的一种,也是比较娇贵的医疗器械,操作不当很容易造成损坏。

一、脊柱后路显微内镜的结构

脊柱后路显微内镜,由工作镜管部分、结构部分、光缆接口部分组成,除了受到剧烈的磕碰,一般不易受损。最容易损坏的部分是工作镜管部分。以直径（ϕ）=4mm 硬管内镜为例,工作镜管主要由四个部分组成:外镜管、内镜管、光学镜片、光导纤维。

光学镜片放在内镜管组成光学系统,光导纤维放在内、外镜管之间负责照明。外镜管是厚 0.1mm, ϕ =4mm 的不锈钢管,受到磕碰或挤压都会变形。光学镜片大部分是 ϕ =2.8mm、长 25mm 左右的玻璃柱,受到轻微的磕碰和挤压会开裂、崩边或者引起光轴偏移。常见的内镜视野模糊、边缘发黑多是此类原因造成的。光导纤维是由极细的光学玻璃制成,一支 ϕ =4mm 内镜约由 1 500 根以上光学玻璃组成,在外镜管内受到外力时会造成断丝,影响光照度。硬管内镜各结构的连接大都是用环氧树脂胶粘接,胶的质量和封装技术也影响内镜的使用寿命。硬管内镜虽然娇贵,但是只要能够正确的使用和维护,就不会损坏。

二、脊柱后路显微内镜的使用及维护

(一)使用中的注意事项

脊柱显微内镜在手术过程中受到损坏的现象并不多,虽然操作中会与人体的组织如肌肉、黏膜、骨骼等有接触和磕碰,但是这些磕碰是轻微的,不会造成内镜的损坏,因为它只是起观察的作用,不是其他器械的受力点。但是在使用其他器械时,尤其是咬合力较大的钳、剪类器械应注意镜管的前端不要伸进器械的咬合区内,以免误伤镜管。

1. 在使用这类器械时,有时医师为了看清楚咬合区的组织,把内镜伸得很靠近组织,器械咬合时内镜没有退回,误伤了内镜。手术时如能注意让器械的咬合口全部都在内镜的观察范围内就可以避免此类事故发生。

2. 有些手术内镜是在鞘管内使用,在更换其他角度内镜或插拔器械时,应注意动作要轻,不可用力过猛。尤其是插拔内镜过程中,当遇到阻力拔不动时应仔细查找原因,必要时应连同鞘管一起拔取,不要用蛮力。

3. 当内镜配合激光汽化、高频电切、微波等光电技术进行手术时,应注意内镜前端与治疗点的距离,保证内镜前端不被电击或烧灼。首次使用这些器械时,主刀医师应反复练习,掌握内镜图像中物距和实际物距的关系,确认内镜前端与治疗点的最近距离,以便在实际手术中应用自如。

4. 目前在脊柱外科临床手术中已经广泛使用电子系统来切除病变组织。其刀头锋利、硬度高、旋转速度快、力矩大,如果削到内镜,则必损无疑。在此类手术中要注意调整冲洗和吸引的速度,随时保证内镜图像清晰,不被血污遮挡,控制刀头的旋转部分始终在内镜的观察范围内;在手术范围较大时,应先停止刀头转动,再移动内镜,然后在内镜监视下移动刀头,到合适部位后再开机磨削。当感觉到磨钻工作异常或照度突然降低时,有可能内镜已经受损,应及时更换,以免造成更大损失。

5. 一般重要手术,应有一套备用内镜和关键器械,在发现问题时可以从容地更换;如果使用角度不合适的内镜或不配套的器械勉强手术,也容易造成内镜的损坏。

（二）脊柱显微内镜的维护

1. 清洗　手术室设有专业的内镜清洗室（图 2-4-1）,术后由负责专业清洗内镜的护士按流程进行清洗（图 2-4-2）。

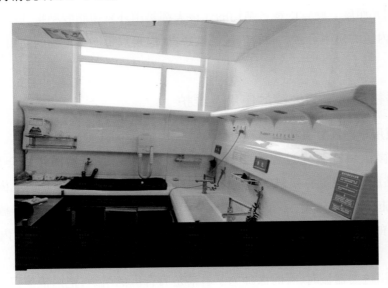

图 2-4-1　内镜清洗室

2. 保管　脊柱显微内镜应设有专人专柜保管,放在专用的包装箱内,内衬柔软的海绵或聚氨酯泡沫。所有内镜和手术器械都要码放整齐,不得交叉重叠放置,确保箱盖盖好后,内部的内镜和器械不会在搬运时相互撞击。由于内镜的镜管很薄,受到挤压、磕碰、折弯、落地等情况就会弯曲变形,导致镜片破损或光轴偏移而造成图像不清楚或不能使用,所以从包装箱中取出或放入硬管内镜时,应双手平托,轻轻地取出或放入,切忌提起一段拽出。内镜放在托盘等硬质容器内移动时,注意与其他器械分开放置,不要过分颠簸,以免碰撞到内镜。包装箱内应备有干燥剂保持箱内干燥。

使用后立即用流动水彻底清洗,去除血液、黏液等残留物质,并擦干

↓

将擦干后的镜片置于多酶洗液中浸泡2min

↓

彻底清洗内镜各部件,官腔应当用高压水枪彻底清洗,可拆部分必须拆开清洗,并用超声清洗5~10min

↓

器械的轴节部、官腔内用软毛刷彻底刷洗,刷洗时注意避免划伤镜面

图 2-4-2　硬式内镜清洗步骤

3. 消毒　普通的脊柱显微内镜都不耐高温高压,主要是由于封装胶在高温下会变质、变形,从而导致内镜开胶进水,所以不可用煮沸和高压蒸汽等高温高压的方法消毒。大多数脊柱显微内镜的损坏都是由于不注意保养、磕碰、落地等原因造成的。也有个别生产厂的封装

胶、封装技术、封装结构有问题,造成内镜进水、开胶的现象,这些都是可以修复的。

脊柱显微内镜虽然是娇贵的医疗器械,但是在正常的临床手术或观察中是不容易出现问题的。只要使用得法、精心维护、细心保养,医师们可以放心使用,也会发挥最大的效益。

(杜志才 于英楠)

第三章　脊柱显微内镜手术培训基本要求

第一节　脊柱应用解剖

脊柱作为人体的中轴系统,由33个椎节组成,包括颈椎(7节)、胸椎(12节)、腰椎(5节)、骶椎(5节)和尾椎(4节)。其主要功能是保护脊髓、维持人体形态及活动功能,将头颈与躯干的负荷力传导至骨盆(图3-1-1)。

一、颈椎

颈椎在诸椎节中,其体积最小,但活动度却最为灵活,且形态各异,在仅有的7节椎骨中,有3种形态结构。

(一)寰椎

即第1颈椎,呈不规则环形,由一对侧块,一对横突和前后两弓组成,上方与枕骨相连(图3-1-2),下方与枢椎构成关节(图3-1-3)。

1. 前弓　短而稍平板状与侧块前方相连接。前方正中的隆突称为前结节,和颈前肌与前纵韧带附着。后方正中圆形的齿突关节面,与枢椎的齿突构成寰齿前关节。在前弓的上下两缘分别有寰枕前膜和前纵韧带附着。

2. 后弓　长而曲度较大,呈不规则的圆棍状,与侧块后方相连。后面正中部为粗糙的后结节,与普通颈椎的棘突相似,有项韧带和头后小肌附着,限制头部过度后伸。后弓上方偏前各有一斜形深沟通向横突孔,因有椎动脉出第一颈椎横突孔后沿此沟走行,故又名椎动脉沟,此沟尚有枕下神经通过。后弓上缘有寰枕后膜附着,椎动脉穿过此膜进入颅腔。后弓下面靠近侧块处亦有一较浅的沟槽,与枢椎椎弓根上缘的浅沟相吻合而形成椎间孔,有第2颈脊神经通过。

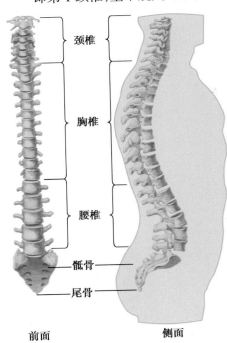

前面　　　　　　　侧面

图 3-1-1　脊柱整体观

颈椎

胸椎

腰椎

骶骨

尾骨

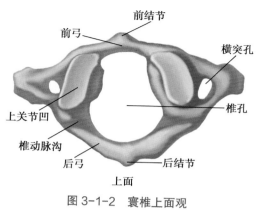

图 3-1-2 寰椎上面观

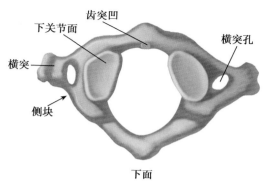

图 3-1-3 寰椎下面观

3. 侧块 位于寰椎的两侧,相当于一般颈椎的椎弓根与上下关节突,为一对肥厚而坚硬的骨块。从上面观看,有两个肾形凹陷的关节面,朝向内、上、后方向,称上关节凹,枕骨髁构成寰枕关节。在关节中部有一稍微狭窄的切迹将其分为前后两部。于侧块的内侧面为一粗糙结节,系寰椎横韧带附着部。在此结节上尚有一小结节,参与寰枢关节的运动。侧块的前方有头直前肌附着。从下面观看,为一对圆形微凹的下关节面,与枢椎的上关节面构成寰枢外侧关节。于上、下关节面的周围分别有寰枕关节囊与寰枢关节囊包绕。

4. 横突 侧块的两端为一三角形的横突,尖端向外,表面粗糙,稍厚,无分叉,有肌肉与韧带附着,对头颈部的旋转活动起平衡作用。横突孔位于横突基底部偏外,较大,有椎动脉和椎静脉从中穿行。

(二)枢椎

即第 2 颈椎。椎体上方有柱状凸起,称为"齿突",除齿突外,枢椎外形与普通颈椎相似(图 3-1-4)。

1. 椎体 较普通颈椎为小,于齿突两旁各有一朝上的圆形上关节面,与寰椎的下关节面构成寰枢外侧关节。椎体前方中部之两侧微凹,为颈长肌附着部。

2. 齿突 长 1.5cm 左右,呈乳突状,项部稍粗而根部较细。其前后分别有椭圆形前关节面和后关节面,前者与寰椎前弓后面的齿突关节面构成寰齿前关节,后者则与寰椎横韧带构成寰齿后关节。齿突的顶端称为齿突尖,上有齿突韧带,两侧则有翼状韧带附着。

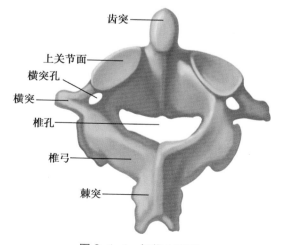

图 3-1-4 枢椎上面观

19

3. 椎弓根　短而粗,其上方有一浅沟,与寰椎下面之浅沟形成椎间孔。其下方有面向前下方的下关节突,在关节的前方为枢椎下切迹与第3颈椎上切迹构成的椎间孔,有第3脊神经经此穿出。

4. 横突　较短小,前结节缺如,故不分叉,亦无沟槽。横突孔由内下斜向外上方走行。椎弓板呈棱柱状,较厚,其下切迹深,故椎间孔较大。

5. 棘突　粗而大,呈分叉状,下方有纵行深沟。临床多以此作为椎体定位标志。

(三)普通颈椎

是指第3~7颈椎而言,其形态大致相似,每节椎骨均包括椎体、椎弓和突起等部分组成(图3-1-5)。其中第7颈椎,其大小与外形介于普通颈椎和胸椎之间,棘突长而粗大,隆突与颈项部,故名隆椎(图3-1-6)。

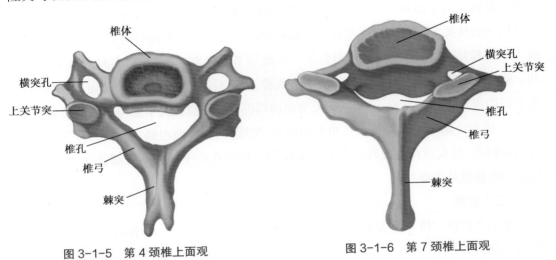

图3-1-5　第4颈椎上面观　　　　　图3-1-6　第7颈椎上面观

1. **椎体**

(1)正面观:椎体上面中部微凹,两侧偏后呈隆起状,似元宝形,称为钩突。钩突起自椎体前外侧交界处,沿椎体侧方向后陡然突起,并延伸达椎体后缘中外1/3交界处变平,因其似钩状,故名钩突。其与相对应的上一椎体下面的斜坡处相咬合而构成钩椎关节,因最早为德国解剖学家Luschka所发现,故又名Luschka关节。

钩椎关节属滑膜关节,其表层有软骨覆盖,周围有关节囊包绕,其随着年龄的增长而出现退行性变。该关节参与颈椎的活动,并限制椎体向侧方移动而增强椎体间的稳定性。

(2)下面观:于椎体的下面,其前缘呈唇状突向前下方,因此椎体的前后径,下方大于上方,使椎间盘的平面前方略低。

(3)侧面观:从椎体的侧面观,由于钩突的隆起,而使椎体形如山峰状,而正面观则形似元宝状。

（4）后面观：椎体的后方较为平坦，中央部有数个小孔通过静脉。这些静脉参与构成椎内静脉丛，在手术时涉及此处，则易引起难以控制的出血。

2. 椎弓　位于椎体后方，自椎体侧后方发出，呈弓状，故名椎弓。由两侧一对椎弓根和一对椎板所组成。

（1）椎弓根：短而细，与椎体的外后缘呈45°相连接；上下缘各有一较狭窄的凹陷，分别称为颈椎椎骨上切迹和颈椎椎骨下切迹。在相邻两个颈椎上、下切迹之间形成椎间孔，有脊神经和伴行血管通过。

（2）椎弓板：是椎弓根向后延伸部分，呈板状，故又称椎板。其在椎体后缘与两侧椎弓根合拢构成椎管。

3. 骨性突起　颈椎有横突、上下关节突和棘突三种骨性突起。

（1）横突：起自椎体侧后方与椎弓根，短而宽。中央部有圆形横突孔，通过椎动脉与椎静脉。横突孔的横径较前后径对椎动脉受压更为重要。紧贴横突孔的后方有一自内上向下走行的斜行深沟，即脊神经沟。

（2）关节突：分为上关节突和下关节突，左右各一，呈短柱状，发自椎弓根与椎板交界处。关节面呈卵圆形，表面光滑。与椎体纵轴呈45°，因其易受外力作用而引起脱位。

（3）棘突：居于椎弓的正中，呈矢状位。$C_{3\sim5}$多呈分叉状，突向侧、下、后方，以增加与项韧带和肌肉的附着面积，对颈部的仰伸和旋转运动起杠杆作用。

二、胸椎

胸椎体积大小介于颈椎与腰椎之间，每节各有一对肋骨连接，形成胸肋关节，双侧关节面角度大于颈椎，大约为60°，棘突较长，椎管矢状径较颈椎小（图3-1-7、图3-1-8）。

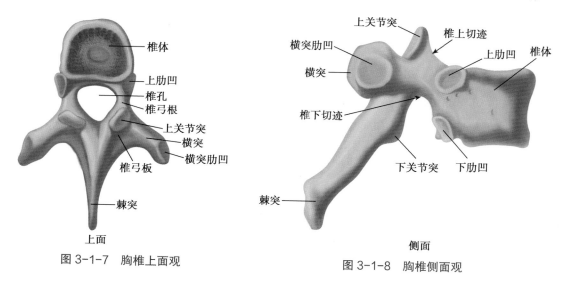

图3-1-7　胸椎上面观

图3-1-8　胸椎侧面观

21

1. 椎体　其体积介于颈椎与腰椎之间,前缘高度略小于后缘,从而形成了胸段脊柱的生理后凸。椎体矢状径大于横径,在其后部左右各有一肋凹和相对应的肋骨头构成肋头关节。

2. 椎弓根、椎板及椎孔　椎弓根及椎板均较短而较腰椎为扁薄,形成之椎孔呈圆形,较狭小。

3. 棘突　较长,起自椎弓中部,呈细条状伸向后下方。

4. 关节突　其呈冠状位,上关节突朝向后外,下关节突则朝向前内。其关节面与冠状面呈20°、与横断面位呈60°,因此其稳定性较颈椎为佳。

5. 横突　较短,左右各一,于两侧横突各有一横突肋凹,与肋骨结节构成关节,从而加强了胸段的稳定性。

三、腰椎

腰椎是脊柱上最大的椎体,整个椎体横径大于矢径,椎体前院高度由上而下递增,后缘则递减,形成腰椎生理前凸。椎弓根粗大,椎板较厚,椎间孔越向下越小(图3-1-9、图3-1-10)。

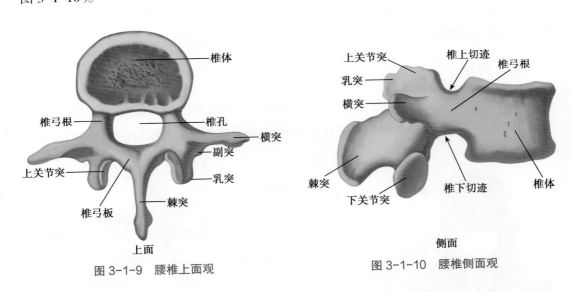

图 3-1-9　腰椎上面观　　　　　　　图 3-1-10　腰椎侧面观

1. 椎体　腰椎之椎体为脊柱上最大之椎体,尤以第3及第4腰椎,下方椎节的矢径及横径均大于上部椎体之矢径及横径。整个椎体是横径大于矢径,形成肾形。椎体前缘高度由上而下递增,而后缘则递减,如此形成腰椎的生理前凸。

2. 椎弓根、椎板及椎孔

(1)椎弓根:较之胸椎明显为粗,其上下方均有切迹为腰脊神经根通过。自 L_1 开始,由上下切迹所组成的椎间孔逐渐减小,而神经根却愈下愈粗,因之构成该处神经根易受嵌压的解剖学基础。

（2）椎板:较胸椎明显为厚。两侧椎板所构成的夹角如小于90°,亦可引起椎管狭窄。

（3）椎孔:在上段呈卵圆形或三角形,下方则呈三叶草形或草帽形;此处易引起马尾或神经根受压,椎间孔愈向下愈小,而脊神经却相反,愈下方愈粗,故易受累。

3. 关节突　呈矢状位,其上关节突面朝向后内。下关节突则朝向前外。其与横断面呈90°,与冠状面约呈45°。此处关节伸屈活动自如,侧屈次之,而其他活动则明显受限。关节突发育畸形及内聚在临床上更常见,易引起椎管和／或管狭窄。

4. 横突　厚薄不一,个别人薄如纸状,亦有粗长者,一般以 L_3 横突为大。横突根部后下方为上下关节突之间的峡部,此处易因应力作用而引起断裂。

5. 棘突　呈水平位,略下斜突向后方,侧方观呈长方形,尾部有一向下之钩状突起。

四、骶尾椎

成年人骶椎为一三角形块状结构,前方为凹状面,后方呈嵴状,中央为骶骨正中嵴,两侧为骶骨中间嵴,两侧各有四个骶后孔。4~5节尾椎组成上宽下窄的三角形块状（图3-1-11、图3-1-12）。

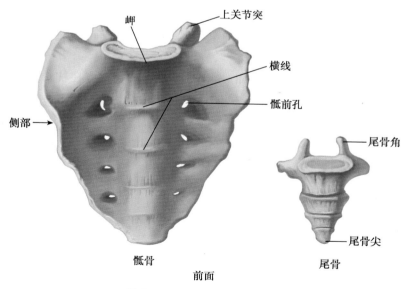

图 3-1-11　骶骨和尾骨前面

23

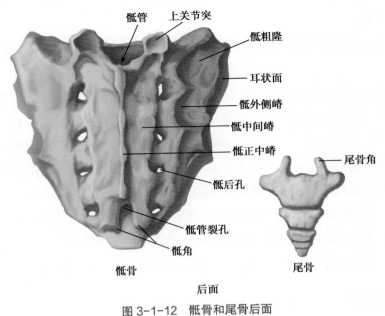

图 3-1-12　骶骨和尾骨后面

（王国强　吴一民）

第二节　脊髓应用解剖

一、脊髓概况

脊髓的外观为扁圆形柱状,全长 40~50cm,重 26~30g。上方在枕骨大孔处与延髓相延续,下方呈圆锥形,尖端伸出一细长之索状物,称为终丝。在颈髓与腰髓处各有一个膨大区,颈膨大区位于 C_4~T_1 节段,腰膨大则位于 T_{10}~L_1 处（图 3-2-1、图 3-2-2）。

二、脊髓的解剖

脊髓的被膜共分 3 层（图 3-2-3）:

1. 软脊膜　紧包于脊髓表面,富有血管,故又称血管膜。于脊髓的两侧,软脊膜形成多个三角形突起,其尖端穿越蛛网膜附在硬脊膜内面,称为齿状韧带,对脊髓有固定作用,防止其左右摆动。

2. 蛛网膜　紧贴硬脊膜内壁,内方为充满脑脊液的脊髓蛛网膜下腔,在此下腔后方正中部有蛛网膜背侧隔,对脊髓有固定作用。

3. 硬脊膜　位于外层,其上方与硬脑膜相连,下方在第 2 骶椎处形成盲端。硬脊膜和椎管之间有一空隙,称硬膜外间隙,正常情况下为脂肪组织充填,其中有椎间孔动脉分支和丰富的椎内静脉丛,后者为薄壁静脉。硬脊膜外膜脂肪较疏松,易于分离,当椎管狭小时则缺如。在椎管前方,此脂肪组织呈网状结构,中间有丰富的颈内静脉及其分支,并于后纵韧带紧密相连。

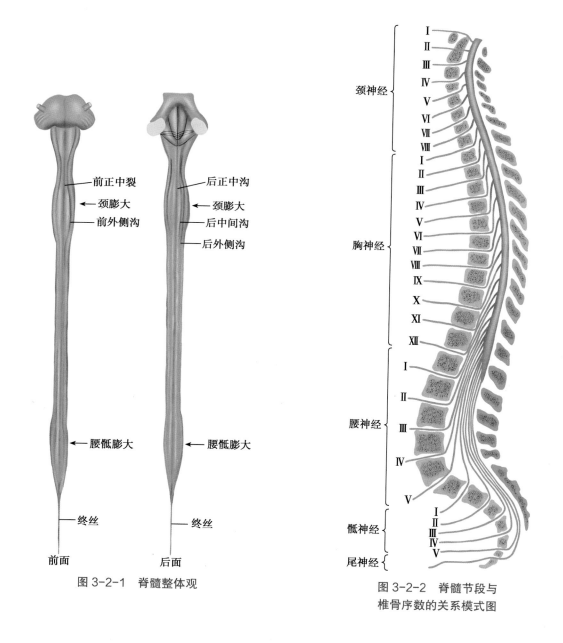

图 3-2-1　脊髓整体观

图 3-2-2　脊髓节段与
椎骨序数的关系模式图

25

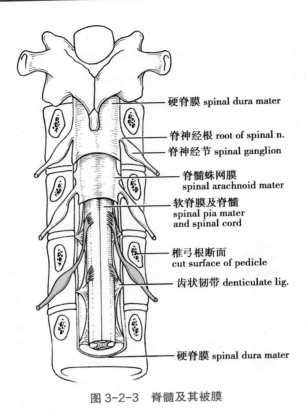

硬脊膜 spinal dura mater

脊神经根 root of spinal n.
脊神经节 spinal ganglion

脊髓蛛网膜
spinal arachnoid mater

软脊膜及脊髓
spinal pia mater
and spinal cord

椎弓根断面
cut surface of pedicle

齿状韧带 denticulate lig.

硬脊膜 spinal dura mater

图 3-2-3　脊髓及其被膜

三、脊神经

位于脊髓两侧的脊神经,左右成对,在颈髓段有 8 对,胸段为 12 对,腰段为 5 对及骶尾段等(图 3-2-4)。

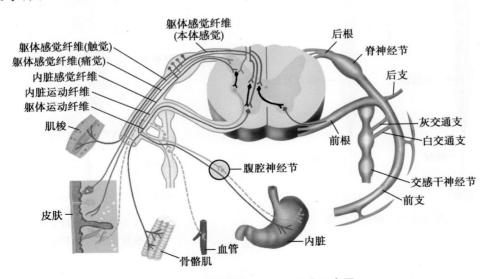

躯体感觉纤维
(本体感觉)

躯体感觉纤维(触觉)
躯体感觉纤维(痛觉)
内脏感觉纤维
内脏运动纤维
躯体运动纤维

肌梭

皮肤

血管

骨骼肌

腹腔神经节

内脏

后根

脊神经节

后支

灰交通支
白交通支

前根

交感干神经节

前支

图 3-2-4　脊神经组成、分支、分布示意图

（一）脊神经根

1. 组成　系由前根和后根组成。在椎管内自脊髓侧方向椎间孔走行,当其穿过各层脊膜时,各层脊膜分别包绕其外面,并于软脊膜与蛛网膜之间保留与蛛网膜下腔相通之间隙。于脊神经节（在椎间孔内）外方形成脊神经,该神经又分为:

（1）前根:其纤维来自颈髓的前角细胞,分布于横纹肌,起运动作用。

（2）后根:沿脊髓的后外侧沟排列成行。较前根为粗,主要为感觉性的传入纤维。在其与前根汇合前,有一纺锤形膨大,长4~6mm,此即为脊神经节。各后根之间均有交通支相连,以颈段最为丰富,腰骶部次之,胸段较少。

2. 包膜　脊神经根之包膜与脊髓的各层被膜相延续。当前根和后根穿经软脊膜和蛛网膜时,两层脊膜呈鞘状包裹各神经根的四周,蛛网膜下腔亦显于两鞘之间。自此前、后两根再各自穿经硬脊膜,并分别被此膜构成的鞘所包围,其间有一裂隙,称为根间隙（脊膜束）。再向下延伸,穿过脊神经节,两根合成干,硬脊膜亦合成鞘,下方即构成脊神经的被膜（图3-2-5）。

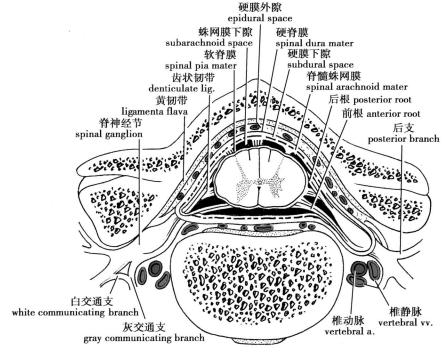

图 3-2-5　脊神经根及脊髓被膜

3. 生理解剖特点

（1）对脊髓的固定作用：因其根短，且呈近水平状走行，故可牵制脊髓不致过分活动而起固定作用。

（2）易受累：其内前方为椎体间关节，颈段则主要是钩椎关节，后方有小关节。在此骨性管道中易因上述三者的松动及骨质增生而遭受刺激或压迫。尤其是颈段钩椎关节及腰椎椎体间关节处的退变及骨刺形成较早，易先受累。

（3）易形成粘连：由于该处易受刺激或压迫，同时也最早出现创伤性炎性反应，以致纤维蛋白渗出，形成粘连。它是激发性粘连性蛛网膜炎开始最早的部位，并由此向椎管方向蔓延。

（二）脊神经

脊神经自椎间孔发出后至发生分支之前，其分为以下3支。

1. 脊膜支及窦－椎神经　脊膜支为脊神经的第1分支，最细，逆方向经椎间孔返回椎管，故称之为脊脑膜返回神经支。它又分为较粗的升支和较细的降支，两者相互吻合构成脊膜前丛和脊膜后丛。上方进入颅内，下方各髓段呈相延续状。脊膜支内除有来自脊神经节的感觉纤维，且有细支与相邻近的交感神经节相连，两者合称为窦－椎神经。其神经纤维返回进入椎管。其中除含有血管运动纤维外，尚有来自后根的无髓纤维参与。其分支分布于椎管内各组织，包括脊髓本身的血管、硬脊膜、钩椎关节（颈段）及后纵韧带等处。每一窦－椎神经分布至2~3个椎节，其主干多呈上行分布，少有下行者（图3-2-6）。

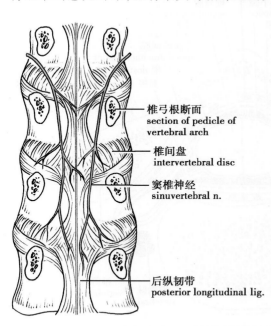

椎弓根断面
section of pedicle of vertebral arch

椎间盘
intervertebral disc

窦椎神经
sinuvertebral n.

后纵韧带
posterior longitudinal lig.

图 3-2-6　寰椎神经（脊膜支）及其分布

2. 后支　有内侧支与外侧支之分，此种以感觉为主的神经纤维主要分布至邻近皮肤。

3. 前支　主要分布至邻近之肌肉（群），或参与组成神经丛（颈丛、臂丛、腰丛、骶丛等）。

（王国强　吴一民）

第三节 脊柱显微内镜微创入路应用解剖

一、颈椎手术入路

（一）前方入路

1. **入路介绍** 体位：仰卧位，双肩垫软垫，头颈部自然后伸，颈后部垫圆枕，头部保持正中。切口：自右侧胸锁乳突肌内侧缘沿皮纹做横切口至颈中线，全长 2.0~2.5cm。建立工作通道：切开皮肤和皮下组织，颈前区浅静脉以双极电凝止血后切断。沿切口方向切开颈阔肌，提起颈阔肌，在其深面上下分离，显露甲状腺前肌与胸锁乳突肌之间的肌间隔，触及颈动脉搏动，于其内侧钝性分开肌间隔，纵向松解颈深筋膜，并向椎体前缘方向轻轻分离直达椎体前方。将定位针插入椎间隙，透视下定位准确后逐级置入扩张套管及工作通道。通过工作通道，将内脏鞘（甲状腺、气管、食管）向中线牵拉，胸锁乳突肌及颈动脉鞘向外牵拉（图 3-3-1）。显露：置入内镜后即可见到椎前筋膜，纵行剥开椎前筋膜并向椎体两侧剥离直至颈长肌为止，即显露前纵韧带，切开前纵韧带即见到椎间盘及部分椎体。

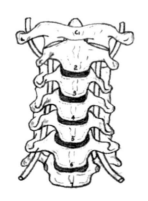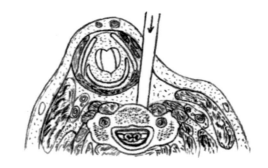

图 3-3-1　颈椎内镜前方入路

2. **应用解剖学要点**

（1）甲状腺上动脉与喉上神经：甲状腺上动脉发出后行向前下，伴喉上神经沿甲状软骨外侧，经颈动脉三角，继续向前下，经肩胛舌骨肌、胸骨舌骨肌和胸骨甲状肌深面，其内侧与咽下缩肌和喉上神经喉外支相邻，下行至甲状腺侧叶上极，在此处分为前、后两支，分别进入甲状腺侧叶前、后面。喉上神经在中段及下段上部走行于甲状腺上动脉内侧，位于甲状腺上动脉后方或走行在两者之间。甲状软骨上缘高度平第 4 颈椎，手术中选用甲状软骨切迹作为解剖标志，位置恒定，又易于观察或触摸，术中应注意甲状腺软骨上切迹上方4.5mm和下方2.8mm处,该两处为喉上神经内、外支的入喉处和入肌点。在此操作时应格外注意,避免伤及喉上神经内、外支。

（2）甲状腺下动脉与喉返神经:甲状腺下动脉起自锁骨下动脉,呈弓形横过颈总动脉的后方,再分支进入甲状腺两叶的背面。该动脉与甲状腺上动脉互有吻合支。甲状腺下动脉与喉返神经位置关系分为5种类型。Ⅰ型,喉返神经位于甲状腺下动脉及其分支的前方;Ⅱ型,喉返神经穿行于甲状腺下动脉两分支之间;Ⅲ型,喉返神经在甲状腺下动脉及其分支的后方;Ⅳ型,甲状腺下动脉穿行于喉返神经的分支之间;Ⅴ型,喉返神经的分支与甲状腺下动脉的分支相互夹持。在此处操作时应格外注意,避免伤及血管和神经。

在此切口入路中,甲状腺上动脉和喉上神经正好位于切口的上方,甲状腺下动脉和喉返神经位于切口的下部,穿刺置管时要小心,避免损伤上述结构,引起严重并发症（图3-3-2）。

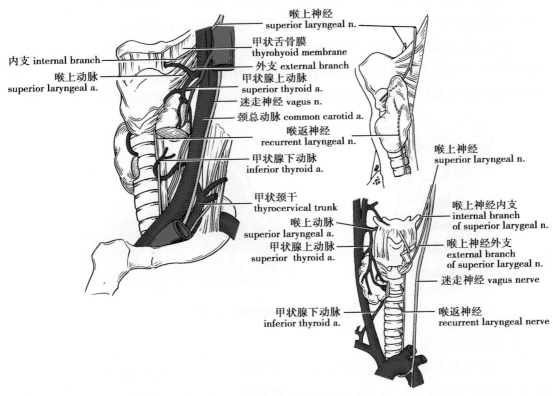

图3-3-2　甲状腺上动脉与喉上神经

（二）后入路

1. 入路介绍　后入路即显微内镜下颈椎后路椎间孔切开术。体位:俯卧位,头部置于头架上,头颈部略屈曲。切口:棘突旁开一横指切1.8~2.0cm的纵行切口。建立工作通道：以 C_2 或 C_7 棘突为体表标志，经计算以导针定位准确后，以目标间隙为中心切开皮肤、皮下组织及项韧带，逐级置入扩张套管，推开椎旁肌后放置工作通道。显露：电凝止血后，清除残留椎旁肌，到达关节突关节表面。逐步暴露关节突关节及"V"点，进行切除上下椎板及关节突的操作。

2. 应用解剖学要点　颈椎后方上位椎板下缘和下位椎板上缘在关节突内侧交汇呈开口向中线的"V"形，临床称之为"V"点，为手术的重要解剖标志，是椎间孔切开减压的起点（图3-3-3）。

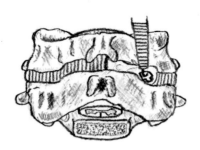
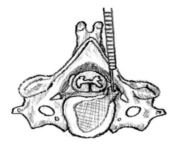

图3-3-3　颈椎后路内镜手术"V"点

二、胸椎手术入路

1. 后外侧经关节突入路　体位：俯卧，两侧髂前上棘及胸廓前上方垫以软垫，双上肢向前平放。腿部垫以软枕，双膝关节屈曲。切口：棘突旁开2.5cm克氏针穿刺，C型臂X线机下定位，即正位像针尖位于上下关节突关节连线外缘，侧位像针尖平行于椎间隙中心。以皮肤针眼为中心，纵行做切口，全长1.8cm。建立工作通道：切开深筋膜后，逐级置入扩张套管，当直径为18mm的工作套管置入妥当后，取出其他套管，连接自由臂，于外展35°固定工作套管。显露：用髓核钳清除椎板间隙周边软组织，双极电凝止血，显露关节突关节内缘（图3-3-4）。

2. 应用解剖学要点　入路内肌肉丰富，出血量较大，应注意止血。

三、腰椎手术入路

（一）后侧经椎板间隙入路

1. 后侧经椎板间隙入路　体位：俯卧于桥形手术架上，腹部有效悬空，屈髋屈膝各45°。切口：C型臂X线机透视下将克氏针在对应的椎间隙水平距离脊椎中线1.5cm插入，侧位显示针尖位于病变椎间隙后方，正位在患侧关节突内缘，以定位针为中心，做一1.8cm

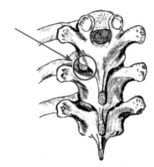

图3-3-4　胸椎后路内镜手术解剖图

纵行切口。建立工作通道：切开胸腰筋膜后，逐级置入扩张套管，当直径为 18mm 的工作套管置入妥当后，取出其他套管，连接自由臂，于外展 15° 固定工作套管，锁定显微内镜镜头，调焦至视野显示清晰。再次于 C 型臂下确认工作通道在病变间隙。显露：用髓核钳清除椎板间隙周边软组织，双极电凝止血，间断庆大霉素生理盐水冲洗，保持视野清晰，显露上位椎板下缘、关节突关节内缘及黄韧带。

2. 应用解剖学要点

（1）工作区域：上位椎板下缘，关节突内侧、黄韧带组成（图 3-3-5）。

（2）若既往有后路椎板手术史，宜先显露缺损椎板节段的远、近端正常椎板，再进一步显露缺损处，以防误入椎管。

（二）后外侧经椎间孔入路

1. 入路介绍　体位：俯卧于桥形手术架上，腹部有效悬空，屈髋屈膝各 45°。切口：距棘突患侧 3.5cm 克氏针穿刺，C 型臂 X 线机下定位，即正位像针尖位于病变间盘症状侧的关节突关节外缘，侧位像针尖位于椎间孔并平行于椎间隙（图 3-3-5a）。以皮肤针眼为中心，纵行做切口全长 1.8~2.2cm。建立工作通道：逐级插入扩张套管，推开软组织，自由臂固定工作套管。显露：工作通道管所在位置镜下见 1/2 为关节突关节，1/2 为横突间软组织。髓核钳镜下清理关节突残余软组织，双极电凝止血，显露关节突关节。以解剖分离器探查确定椎间孔出口后，用角度刮匙沿出口骨缘壁推剥分离，斜口咬骨钳咬除部分关节突关节外缘骨质，逐步显露神经根和突出间盘。

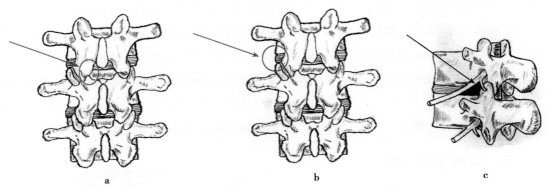

图 3-3-5　腰椎后路椎间盘镜工作区域（图 a 为经椎板间入路，
图 b 为经椎间孔入路）及 Kambin 三角（c）

2. 应用解剖学要点　腰椎"安全三角工作区"又称为 Kambin 三角（图 3-3-5b），是一个类似于三角形的解剖区域。其前方为出口神经根，后面为下位椎体的上缘及上关节突，内侧为硬膜囊及神经根。

（吴一民　杜丰）

第四节　常见脊柱退变性疾病的诊断与分型

一、颈椎退变性疾病

（一）颈椎病的定义

因颈椎间盘退变本身及其继发性改变刺激或压迫邻近组织,并引起各种症状和体征者,称之为颈椎病。

（二）颈椎病的分型

1. 颈型颈椎病

（1）概述:本型实际上是各型颈椎病的早期阶段,大多处于颈椎椎节退行性变开始阶段,通过窦 – 椎神经反射而引起颈部症状。但如处理不当,易发展成其他更为严重的类型。发病年龄以青壮年为主。

（2）诊断标准

1）临床特点:主要主诉为颈、肩及枕部疼痛等,感觉异常并伴有相应的压痛点及颈部呈僵直状。

2）影像学改变:X 线片上显示颈椎曲度改变,颈椎侧位动力性片上可显示椎体间关节不稳、松动及梯形变［比磁共振（MRI）征象出现早］;MRI 成像显示椎间盘变性或后凸征。

3）除外其他疾患:主要是除外颈部扭伤、肩关节周围炎、风湿性肌纤维组织炎、神经衰弱及其他非因颈椎间盘退变所致之颈、肩部疼痛。

2. 神经根型颈椎病

（1）概述:本型亦较为多见,因单侧或双侧脊神经受刺激或受压所致,其表现为与脊神经根分布区相一致的感觉、运动及反射障碍。

（2）诊断标准

1）具有较典型的根性症状,包括麻木及疼痛等,且其范围与颈脊神经所支配的区域相一致。

2）压颈试验与上肢牵拉试验多为阳性,痛点封闭无显著效果,但诊断明确者无需做此试验。

3）影像学检查:X 线片可显示颈椎曲度改变、椎节不稳及骨刺形成等异常所见,MRI可清晰地显示局部的病理解剖状态,包括髓核的突出与脱出,脊神经根受累的部位与程度等。

4）影像学一致性：临床表现与影像学上的异常所见在节段上一致。

5）除外诊断：应除外颈椎骨骼实质性病变（结核、肿瘤等）、胸廓出口综合征、腕管综合征、尺神经、桡神经和正中神经受损伤、肩关节周围炎、网球肘及肱二头肌腱鞘炎等以上肢疼痛为主的疾病。

3. 脊髓型颈椎病

（1）概述：本型颈椎病较前两型明显少见，但症状严重，且多以"隐性侵袭"之形式发展，易误诊为其他疾病而延误治疗时机。由于其主要压迫或刺激脊髓及伴行血管而出现脊髓神经的感觉、运动、反射与排便功能障碍，故称之脊髓型颈椎病。

（2）诊断标准

1）临床上具有脊髓受压表现：分为中央型、周围型及中央血管型。三者又可分为重、中、轻三度。

2）影像学检查：显示椎管矢状径狭窄、椎节不稳（梯形变）、骨质增生（骨刺形成）、硬膜囊受压征及脊髓信号异常等各种影像学所见。

3）除外其他疾病：包括肌萎缩性脊髓侧索硬化症、脊髓空洞症、脊髓痨、颅底凹陷症、多发性神经炎、脊髓肿瘤、继发性粘连性蛛网膜炎、共济失调及多发性硬化症等。

4）其他：可酌情选择脑脊液穿刺、肌电图及诱发电位等检查来协助诊断及鉴别诊断。

4. 椎动脉型颈椎病

（1）概述：椎动脉型颈椎病较之前者略为多见，大多由于椎节不稳所致，易为非手术疗法治愈或好转，故住院及施术者较少。本型颈椎病主要引起头痛症状，故又称之为上行性颈椎病，并易与多种引起头痛的疾病相混淆，在椎动脉影像学检查前常难以确诊，因此，其诊断问题常成为各有关科室之间容易引起争议的问题。

（2）诊断标准

1）有上述椎基底动脉缺血征（以眩晕为主）和/或曾有猝倒病史者。

2）旋颈诱发试验阳性。

3）X线片示椎体间关节失稳或钩椎关节骨质增生。

4）一般均有较明显交感神经症状。

5）除外眼源性和耳源性眩晕。

6）除外椎动脉第1段（进入第六颈椎横突孔以前的椎动脉）受压所引起的基底动脉供血不全。

7）除外神经官能症与颅内肿瘤等。

8）本病的确诊，尤其手术前定位，应根据磁共振血管造影、数字减影血管造影或椎动脉造影；椎动脉血流图及脑血流图只有参考价值，不宜作为诊断依据。

5. 食管压迫型颈椎病

（1）概述：食管压迫型颈椎病，又称吞噬困难性颈椎病，在临床上相对少见，正是因为其少见而易被误诊或漏诊。因此，应引起注意。

（2）诊断标准

1）吞咽困难：早期惧怕吞咽较干燥的食物。颈前屈时症状较轻，仰伸时加重。

2）影像学检查：包括 X 线片及钡餐检查等，均可显示椎节前方有骨赘形成，并压迫食管引起痉挛与狭窄征，必要时可行 MRI 等检查。

3）除外其他疾病：指食管癌、贲门痉挛、胃十二指肠溃疡、癔症等疾病，必要时可采用 MRI 或纤维食管镜检查，但后者在实施中应注意，在有骨刺的情况下，此种检查有发生食管穿孔的危险（有文献报道）；在纤维食管镜插入过程中，颈部不宜过伸，以防引起脊髓过伸性损伤。

6. 混合型颈椎病

（1）概述：指前面所述五种类型中有两种以上存在于一个患者身上，为混合型颈椎病。其在临床上较为多见，尤其病程较久的老年患者，常常是多型并发，因此在诊断上，尤其是治疗上，应主次分明，优先处理引起患者病痛及功能障碍的主要病变。

（2）特点

1）一般特点：视原发各型的组合不同，症状与体征有明显之差异，此型症状复杂，故诊断困难，在鉴别诊断上应注意。治疗措施需全面考虑，以防顾此失彼，尤应注意此组患者年龄多较大，全身状态欠佳，任何粗暴操作及手术更易发生意外和并发症。本型的预后一般较单一型为差。

2）本型大多由以下两型或多型组成：①颈型＋神经根型者，最为多见，约占48%左右；②颈型＋椎动脉型者，次多见，约占25%；③颈型＋神经根型＋椎动脉型者，约占12%；④神经根型＋脊髓型者，约占6%；⑤脊髓型＋椎动脉型者，约占4%；⑥脊髓型＋食管压迫型者，约占2%；⑦其他类型组合，约占3%。

3）年龄结构特点：以年轻组与老年组为多见，前者主要颈椎椎节不稳，以致在引起颈椎局部遭受刺激与压力的同时，相邻的钩椎关节亦出现不稳，使脊神经根和椎动脉遭受激惹而同时出现两组或多组症状。老年组则主要由于椎节局部骨质广泛增生，使多处组织受侵犯所致。

4）诊治复杂：此型不仅在诊断上较为复杂，还需要与多种疾病鉴别，即在各型之间，结合病理搞清疾病的前后顺序，做到主次分明，这样方可减轻治疗上的复杂性，按轻重缓急依序处理。

二、胸椎退变性疾病

（一）胸椎椎管狭窄症

1. 概念　构成胸椎椎管后壁及侧后壁（关节突）的骨及纤维组织，均有不同程度增厚，以致向椎管内占位而使椎管狭窄，压迫脊髓及其血管等。在多椎节胸椎管狭窄病例中，每一椎节的不同部位，其狭窄程度并不一致。以上关节突的上部最重，在下关节突起部位则内聚，向椎管内占位较少，压迫脊髓较轻。多椎节病例则显示蜂腰状或冰糖葫芦状压迫（亦可称为佛珠状压痕）。MRI及脊髓造影可清晰地显示此种狭窄形态。

除上述胸椎椎管狭窄退变的病理改变外，还可发现椎间隙变窄，椎体前缘、侧缘及后缘有骨赘形成，并向椎管内突出，加重对脊髓的压迫。

此外，胸椎后纵韧带骨化（thoracic ossification of posterior longitudinal ligament，TOPLL）亦可引起胸椎管狭窄。其特点是增厚并骨化的后纵韧带可达数毫米，并向椎管方向突出，压迫脊髓。其可以是单椎节，亦可为多椎节。

2. 临床表现

（1）一般症状：胸椎椎管狭窄症发病年龄多在中年。其好发部位为下胸椎，主要位于$T_{7~11}$节段，但上胸段，甚至$T_{1~2}$段亦可遇到。

本病发病缓慢，起初多表现为下肢麻木、无力、发凉、僵硬及不灵活。双侧下肢可同时发病，也可一侧下肢先出现症状，然后累及另一下肢。约半数患者有间歇跛行，行走一段距离后症状加重，需弯腰或蹲下休息片刻方能行走。较重者站立及步态不稳，需持双拐或扶墙行走，严重者截瘫。胸腹部有束紧感或束带感，胸闷、腹胀，如病变平面高而严重者有呼吸困难。半数患者有腰背痛，有的时间长达数年，仅有1/4的患者伴腿痛，疼痛多不严重，大小便功能障碍出现较晚，主要为解大小便无力，尿失禁少见。患者一旦发病，多呈进行性加重，缓解期少而短。病情发展速度快慢不一，快者数月即发生截瘫。

（2）体格检查：物理检查可发现多数患者呈痉挛步态，行走缓慢。脊柱多无畸形，偶发轻度驼背、侧弯。下肢肌张力增高，肌力减弱。膝及踝反射亢进。髌阵挛和踝阵挛阳性。巴宾斯基（Babinski）征、奥本海姆（Oppenheim）征、革登（Gordon）征、查多克（Chaddock）征阳性；如椎管狭窄平面很低，同时有胸腰椎管狭窄或伴有神经根损害时，则可表现为软瘫，即肌张力低，病理反射阴性。腹壁反射及提睾反射减弱或消失。胸部及下肢感觉减退或消失，胸部皮肤感觉节段性分布明显，准确的定位检查有助于确定椎管狭窄的上界。部分患者胸椎压痛明显，压痛范围较大，有棘突叩击痛并有放射痛，伴有腿痛者直腿抬高受限。

（二）胸椎黄韧带骨化症

1. 概述　尽管胸椎黄韧带骨化症（ossification of ligamenta flava，OLF）在临床上十分少见，但由于其临床症状复杂易被误诊而延误治疗时机，以致长期、持续受压的脊髓出现不可逆性损害。但近年来随着 MRI、CT 及 CT 骨髓造影等检测手段在临床上广泛应用，胸椎黄韧带骨化症的早期诊断已变得较为容易，早诊早治，其后果将明显改观。本病男女发病之比为 2∶1；大多在中年以后发病。多见于亚洲人，尤其是日本人及中国人，而白种人罕见。

2. 临床表现

（1）发病缓慢：本病起病缓慢、隐匿，病程多呈渐进性发展，持续时间较长。如遇某种诱因，包括轻微外伤，或过劳而可发病，可使病情迅速恶化。

（2）主要症状：患者多发症状为下肢麻木及感觉异常（两者约占 70%）；单侧或双下肢无力、步行困难（约占 60% 以上）；50% 患者行走时可有踩棉花感，40% 的患者有胸腹部束带感或其他症状，如下肢放射痛、背痛等。

（3）体征：主要表现为单侧或双下肢的肌力减退，胸髓受损节段平面以下感觉减弱或消失，且可伴有浅反射减弱、锥体束征及括约肌功能障碍等。

三、腰椎退变性疾病

（一）腰椎间盘突出症

1. 腰椎间盘突出症　临床统计表明腰椎间盘突出症是门诊最为多见的疾病之一，也是腰腿痛最常见的原因。因腰椎间盘变性、破裂后髓核突 / 脱向后方或突至椎板内致使相邻组织遭受刺激或压迫而出现的一系列临床症状。

2. 分型　根据髓核脱出的部位与方向不同，可将其分为以下五型。髓核穿过纤维环向椎管方向突出者，脱出的髓核位于后纵韧带前方者，称之为"椎间盘突出"；穿过后纵韧带抵达椎管内者，则称为"椎间盘脱出"。

（1）中央型：指突 / 脱出物位于椎管前方正中央处者，主要引起对脊神经的刺激或压迫。个别病例髓核可穿过硬膜囊壁进入蛛网膜下腔。本型在临床上主要体现为双侧下肢及膀胱直肠症状，其发生率占 2%~4%。

（2）中央旁型：指突 / 脱出物位于中央，但略偏一侧者。临床上以马尾神经症状为主，同时伴有根性刺激症状。

（3）侧方型：指突出物位于脊神经根前方中部者，可略有偏移。主要引起根性刺激或压迫症状；临床上多见，约占 80%。故提及本病的症状、诊断及治疗等，大多按此型进行阐述。

（4）外侧型：突出物位于脊神经根的外侧，多以"脱出"形式出现，不仅有可能压迫同节（内下方）脊神经根，髓核亦有机会沿椎管前壁上移而压迫上节脊神经根。因此，如行手术探查，应注意检查，临床上较少见，约占 2%~5%。

（5）极外侧型：即脱出的髓核移行至椎管前侧方，甚至进入根管或椎管侧壁。一旦形成粘连，在术中检查时仍有可能被忽略。

3. 临床表现

（1）腰痛：临床相关资料证实有 95% 以上的腰椎间盘突 / 脱出症患者有此症状。以持续性腰背部钝痛为多见；平卧位减轻，站立位则加剧。在一般情况下可以忍受，并能进行腰部适度活动及慢步行走。持续时间少则 2 周，长者达数月，甚至数年之久。另一类疼痛为剧痛，不仅发病急骤突然，且多难以忍受，非卧床休息不可。主要是由于缺血性神经根炎引起，即髓核突然突出压迫神经根，致使根部血管受压呈现缺血、淤血、缺氧及水肿等一系列改变，可持续数天至数周。

（2）下肢放射痛：表现为由腰部至大腿及小腿后侧的放射性刺痛或麻木感，直达足底部，一般可以忍受。严重者则表现为由腰至足部的电击样剧痛，且多伴有麻木感。疼痛轻者仍可步行，但步态不稳，呈跛行；腰部多取前倾状或以手扶腰以缓解对坐骨神经的张应力。重者则卧床休息，并采取屈髋、屈膝、侧卧位。凡增加腹压的动作均使放射痛加剧。由于屈颈可通过对硬膜囊的牵拉使神经刺激加剧（即屈颈试验），以致患者头颈多取仰伸位。放射痛的肢体多为一侧性，仅极少数中央型或中央旁型髓核突出者表现为双下肢症状。

（3）肢体麻木：多与下肢疼痛伴发，单纯表现为麻木而无疼痛者仅占 5% 左右，只要是刺激脊神经根内的本体感觉和触角纤维受刺激之故。其范围和部位取决于与受累神经根序列数。

（4）肢体冷感：有少数病例（5%~10%）感觉肢体发冷、发凉，此主要是椎管内的交感神经纤维受刺激之故。临床上常可发现手术后当天患者主诉肢体发热的病例，与此为同一机制。

（5）间歇性跛行：其产生机制及临床表现与腰椎管狭窄者相似，主要是在髓核突出的情况下，可出现继发性腰椎椎管狭窄症的病理和生理学基础；对于伴有先天性发育性椎管矢径狭窄者，脱出的髓核加重了椎管的狭窄程度，以致易诱发本症状。

（6）肌肉麻痹：因腰椎间盘突 / 脱出症造成瘫痪者十分罕见，而多是根性受损导致所支配肌肉出现程度不同的麻痹症。轻者肌力减弱，重者该肌肉失去功能。临床上以 L_4 以下脊神经所支配的胫前肌、腓骨长短肌、伸趾长肌及伸踇长肌等受累引起的足下垂症为多见。其次为股四头肌和腓肠肌等。

（7）马尾神经症状：主要见于后中央型及中央旁型的髓核突/脱出症者，因此临床上少见。主要表现为会阴部麻木、刺痛、排便及排尿障碍、阳痿及双下肢坐骨神经受累症状。严重者可出现大、小便失控及双下肢不全性瘫痪等症状。

（8）下腹部痛或大腿前侧痛：在高位腰椎间盘突出症，当神经根受累时，则出现神经根支配区的下腹部腹股沟区或大腿前内侧疼痛。另外，尚有部分低位腰椎间盘突出，也可出现腹股沟区或大腿前内侧疼痛，有腰椎间盘突出者，有 1/3 的患者有腹股沟或大腿前内侧疼痛。

4. 体征

（1）步态：急性期或对神经根压迫明显者，患者可出现跛行、一手扶腰或患足怕负重，及跳跃式步态等，而轻型者可与常人无异。

（2）腰椎曲度改变：一般病例均显示腰椎生理曲线消失、平腰或前凸减少。少数病例甚至出现后凸畸形。

（3）脊柱侧弯：一般均有此征。视髓核突出的部位与神经根之间的关系不同而表现出脊柱是弯向健侧，或弯向患侧。如髓核突出的部位位于脊神经根内侧，因脊柱向患侧弯曲时使脊神经根的张力减低，所以腰椎弯向患侧；反之，如突出物位于脊神经根外侧，则腰椎多向健侧弯曲。

（4）压痛及叩击痛：压痛及叩击痛的部位基本上与病变的椎节相一致，约 80%~90% 病例呈阳性。叩痛以棘突处为明显，系叩击振动病变部所致。压痛点主要位于椎旁，相当于骶棘肌处，部分病例可伴有。

（5）腰部活动范围：根据是否急性期、病程长短等因素不同，腰部活动范围的受限程度差别亦较大。轻者可近于正常人，急性发作期腰部活动可完全受限，甚至拒绝腰部活动度测试。一般病例主要是腰椎前屈、旋转及侧向受限，合并腰椎椎管狭窄症者，后伸亦受影响。

（6）下肢肌力及肌萎缩：视受损的神经根部位不同，其所支配的肌肉可出现肌力减弱及肌萎缩症。临床上对此组病例均应常规行大腿及小腿周径检测和各组肌肉肌力测试，与健侧对比观察后，进行记录。并于治疗后再加以对比。

（7）感觉障碍：其机制与前者一致，视受累脊神经根的部位不同而出现该神经支配区感觉异常。阳性率达 80% 以上，其中后型者达 95%。早期多表现为皮肤过敏，逐渐出现麻木、刺痛及感觉减退。感觉完全消失者并不多见，因受累神经根以单节单侧为多，故感觉障碍范围较小，但如果马尾神经受累（中央型及中央旁型者），则感觉障碍范围较广泛。

（8）反射改变：亦为本病易发生的典型体征之一。腰脊神经受累时，可出现膝跳反射障碍；早期表现为活跃，之后迅速变为反射减退，临床上以后者多见。第一骶神经受累时则跟腱反射障碍。反射改变对受累神经的定位意义较大。

5. 特殊体征

（1）直腿抬高试验：患者仰卧，使患膝在伸直状态下向上抬举，测量被动抬高的角度并与健侧对比，此称之为直腿抬高试验。本试验对越是位于下方的神经根作用越大、阳性率也越高（抬举角度也愈小）。在正常情况，下肢抬举可达 90° 以上，年龄大者，角度略下降。因此，抬举角度越小其临床意义越大，但必须与健侧对比；双侧者，一般以 60° 为正常和异常的分界线。

（2）直腿抬高加强试验：又称布拉加德（Bragard）征，即在操作直腿抬高试验达阳性角度时（以患者诉说肢体放射痛为准），再将患肢足部向背侧屈曲以加重对坐骨神经的牵拉。阳性者主诉坐骨神经放射痛加剧。本试验的主要目的是除外肌源性因素对直腿试验的影响。

（3）仰卧挺腹试验：患者取仰卧位，做挺腹抬臀的动作，使臀部和背部离开床面。此时，如果主诉患肢坐骨神经出现放射性疼痛者，则为阳性。

（4）股神经牵拉试验：患者取俯卧位，患肢膝关节完全伸直。检查者将伸直的下肢高抬，使髋关节处于过伸位；当过伸到一定程度，出现大腿前方股神经分布区域疼痛时，则为阳性。此项试验主要用于检查高位腰椎间盘突出的患者。但近年来亦有用于检测腰椎间盘突出症的病例中，其阳性率可高达 85% 以上。

（二）腰椎管狭窄症

1. 概述 腰椎管狭窄症（vertebral canal stenosis）是指组成椎管的骨性或纤维性组织异常，引起椎管有效容积减少，以致位于椎管管道中的神经组织受压或刺激而产生功能障碍及一系列症状。

2. 分类

（1）先天发育性椎管狭窄症：本型又可称为原发性腰椎管狭窄症，其主要特点为以下几点。

1）椎管矢径狭小，尤其中部。

2）多节椎管发病，一般在 2 节以上。

3）椎板头侧缘矢径 A 与椎板尾侧缘矢径 B 的比值（ratio of the sagittal diameters, RMD）正常在 1 以下，如大于或等于 1，则为发育性狭窄。

（2）后天获得性椎管狭窄症：根据其发病原因，可分为以下几类。

1）退变性：是最常见的一种，约占腰椎管狭窄症的 60%。椎间关节退变起源于椎间盘膨出、椎间隙狭窄、椎体后缘增生、黄韧带肥厚、小关节增生肥大、椎间节段性失稳、水平位移等，均可造成椎管内马尾神经受压。椎间盘突出症是最常见的退变性脊椎病。

2）创伤性：指因腰椎骨与关节外伤本身，以及伴随的骨痂生成、骨折片移位及增生性反应等引起的椎管狭窄。

3）医源性：指因腰骶部各种手术引起的椎管和／或根管狭窄。包括椎板切除术、脊椎融合术或内固定及髓核溶解术等，均有可能因骨质增生或骨痂形成而引起椎管和／或根管狭窄。

4）混合型：指多种因素共存而引起的椎管和／或根管狭窄。大多是以轻度先天发育性狭窄为主，伴有退变性及椎间盘突出等任何两种以上类型混合并存者。

3. 临床表现　本病主要症状为腰骶部疼痛及间歇性跛行。腰骶部疼痛常涉及两侧，站立、行走时加重，卧床、坐位时减轻。主诉腿痛者比椎间盘突出症者明显为少。症状产生原因除椎管狭窄外，大多合并椎间盘膨出或侧隐窝狭窄所致。特点是安静时无症状，短距离行走即出现腿痛、无力及麻木，站立或蹲坐少许时间后，症状又消失。

（三）腰椎失稳症

1. 定义　正常情况下相邻椎体存在屈伸、旋转、左侧屈和右侧屈，还有复合运动等，并有一定的限度。超过生理限度的位移，则称之为不稳。腰椎不稳并非腰椎过度活动的同义词，不能脱离脊髓、神经根及血管的密切联系孤立地讨论腰椎的稳定性问题。腰椎不稳之后出现经常性腰痛或腿痛等一系列临床症状和体征者，则称之为不稳症。

2. 临床表现

（1）腰部酸胀及无力：除主诉下腰部酸胀及无力外，患者感觉其腰部似"折断"，尤以站立过久后更为明显。

（2）惧站立、喜依托：由于腰椎椎节间的松弛，多不愿长久站立，或是站立时喜欢将身体依靠在现场可以借用依托之处，以减轻腰部的负荷。

（3）可有急性发作：可有慢性腰痛史，发作时常有明显的外伤诱因。

（4）拒负重：多伴有腰肌萎缩，此患者不愿携带重物以减轻腰部负荷。

（5）疼痛：如果椎节的松动程度较大，则易使脊神经根易受牵拉而出现根性放射性疼痛症状，卧位后症状立即消失或明显减轻。

（6）动力性摄片阳性所见：在动力性摄片时，测量椎体间的相对位移，不仅可对腰椎不稳作出明确的诊断，还可对腰椎不稳的程度进行评价，是诊断腰椎不稳的主要手段和依据。腰椎椎体间相对水平位移在屈伸侧位片上大于3mm及在侧弯正位片上位移大于2mm片，即应认为不稳定的客观表现。

（四）腰椎滑脱症

1. 定义　因椎骨体出现变位致使连续性延长，以致上位椎体及椎弓根、横突和上关节突一同在下位椎体上方向前位移者称之腰椎滑脱症。

2. 临床表现

（1）症状：主要是下腰部酸痛，其程度大多较轻，往往在劳累以后加剧，也可因轻度外伤后开始出现症状。适当休息或服镇痛药后多有好转，故病史多较长。腰痛初为间歇性，之后则可呈持续性，严重者影响正常生活，休息亦不能缓解，同时向腰骶部或大腿后方放射。若合并腰椎间盘突出症，则可表现为坐骨神经痛症状。

腰痛的原因主要是由于腰部局部的异常活动或纤维组织增生刺激神经末梢所致根性刺激症状，亦可刺激脊神经后支的分支，通过前支出现反射痛（窦－椎反射）。若脊椎滑脱严重，可能压迫神经根或马尾神经，但相当少见。

（2）体征：通常体征不多，可无任何异常发现。体检时仅在棘突、棘间或棘突旁略有压痛。腰部活动可无限制或略有受限，骶尾及臀部其他检查多无异常客观体征。可出现腰向前凸、臀向后凸、腹部下垂及腰部变短的特殊外观，此时病椎的棘突后凸，而其上方的棘突移向前方，两者不在一个平面上。局部有凹陷感，骶骨后凸增加。腰骶棘突间压痛，背伸肌多呈紧张状态。腰部活动均存不同程度受限，下肢运动、感觉及腱反射多无异常。大多数病例均存根性痛，主要由于局部椎体松动所致的根性刺激之故，或通过寰椎神经反射出现的假性根性症状。其特点是平卧后即消失或明显减轻。真正由于脊神经受挤压而引起严重的根性症状体征，在临床上并不十分多见。

（五）腰椎间盘源性痛

近年来，发现该病并不少见，好发于腰椎椎管矢状径较宽的病例中，其病理特点是椎节退变严重，具有损伤性关节炎的特征，但少有刺激或压迫神经根。临床上主要表现如下。

1. 腰痛　又称之为椎间盘源性腰痛，一般不伴有下肢坐骨神经症状，其机制系椎节退变后对局部寰椎神经的刺激与压迫所致，病理性代谢产物亦参与其中。碎裂、后凸的髓核可随着腰部活动而使症状加剧，尤其过度前屈和仰伸时；垂直加压试验可使疼痛加剧。

2. 腰椎不稳　在动力性腰椎平片上可清晰地显示腰椎椎节的梯形变，并在临床上表现为腰部活动受限，但却少有下肢神经症状。

3. 影像学检查　主要显示腰椎椎节损伤性关节炎特征，尤以 CT 扫描及 MRI 检查更为明显，早期 MRI T_2 加权像显示后纤维环有高信号区（high-in-tensity zone，HIZ）反应。椎管矢状径大多较宽，少有根性受压征象。

4. 好发椎节　以 L_{4-5} 椎节最为多见，其次为 $L_5 \sim S_1$，L_{3-4} 以上甚为少见。

（吴一民　白　明）

第五节　脊柱显微内镜治疗颈椎退变性疾病的适应证、禁忌证及围术期处理

一、手术适应证

（一）后入路

1. 神经根型颈椎病（软性椎间盘突出或椎间孔骨性狭窄）。

2. 前路减压手术失败后的残余症状者。

3. 颈椎前方感染、气管切开术后、放射治疗史、既往颈部大手术等前路手术禁忌证。

4. 黄韧带肥厚和关节突增生所致轻度中央管狭窄的颈椎病。

（二）前入路

1. 骨性椎间孔狭窄。

2. 神经根型颈椎病。

3. 单节段或多节段的侧隐窝或椎间孔病变。

4. 后外侧椎间盘碎片。

5. 初次手术后椎间孔残余狭窄。

二、手术禁忌证

1. 广泛的后纵韧带骨化（OPLL）。

2. 脊髓型颈椎病。

3. 颈部血管异常。

4. 颈椎骨折与脱位。

5. 多阶段颈椎管狭窄症（DPLL）、结核、肿瘤等。

6. 颈椎结核、肿瘤。

7. 合并心、肺、脑等疾病进展期。

8. 高敏感人群。

三、围术期处理

（一）术前准备

术前评估不但要包括主要疾病的病变性质、部位、范围和程度，而且要明确患者的全身情况及重要脏器的功能。在这个基础上，选择合适的手术与麻醉方案。微创髓核摘除

术虽然是一项"微创手术",一般说来操作比较局限,对全身影响较小,受影响的全身因素也较少;尽管如此,在操作前仍应对患者的全身情况进行评估。患者过于肥胖或营养不良易造成术后感染,而且对术后功能恢复亦多有不利。另外,要综合判断患者是否存在其他系统疾病,如患者是否患有血液系统疾病,特别是凝血功能障碍;是否有精神系统疾病;是否存在潜在的全身性感染;是否存在重要脏器的严重器质性病变;是否有糖尿病等。所以术前必须酌情进行血常规、尿常规、便常规、心电图、胸部 X 线和肝、肾功能、凝血功能的检查。

手术设计应考虑手术的必要性:判断患者是否需要手术治疗,适应什么类型的手术,非手术治疗能否解决问题,手术治疗能否达到治疗目的等,并对这些问题均应进行详细论证,减少盲目性手术的操作;患者的全身情况能否耐受手术,手术者的理论和技术水平能否完成手术,医院或手术室所处条件是否允许开展该手术。反对不具备条件,冒险手术带来的安全性隐患;除了治疗作用以外,要考虑是否会给患者造成严重的并发症和后遗症,任何手术必须以保证患者的生命安全为前提。

手术设计应包括手术入路、手术范围、手术方式、手术中可能发生的意外情况及应对措施。在制订手术方案的过程中,应集思广益。常规术前讨论可以进一步完善手术方案,取得最佳治疗效果。

术前沟通向患者交代病情,说明手术的目的和大致程序、提出要求患者配合的事项和手术前后应注意的问题。交谈时需避免不良刺激,争取患者及其亲友的信任与配合,女性患者应详细询问月经情况并采取相应措施。

术前 1 周戒烟酒,术前 2~3d 开始训练床上大小便,术前 1~2d 训练俯卧并逐步延长俯卧时间,直到能坚持 2h 以上或更长时间。医师在术前应判断患者在俯卧中是否舒适、有无呼吸障碍等。如果手术在局麻下进行,这种训练更为必要,另外,应检查手术区及邻近皮肤有无伤口或感染灶。在手术前 1 天,患者应清洁全身并更换衣服。术前 6h 禁食禁饮,术前半小时排尽大便、小便。

术前 1~2h 预防应用抗生素,抽血标本交叉验血并备血供术中使用,以防突发情况;对情绪过度紧张的患者术前适当给予镇静药,如口服地西泮 5mg,保证患者术前得到良好的休息。估计手术时间较长者,应留置导尿管,防止术中膀胱过度充盈。按麻醉医嘱给予术前用药。进入手术室前,取下义齿、手表、耳环等物,妥善保管。禁止化妆,以免影响术中观察病情。

（二）麻醉

较传统开放式手术而言,后路脊柱显微内镜腰椎间盘髓核摘除术是一种更精细的手术操作,需要有良好的麻醉,以保证患者术中无痛感,从而为手术创造良好的条件。为了保证患者在麻醉中的安全,减少麻醉后的并发症,必须认真做好麻醉前准备工作。

麻醉前准备首先要求熟悉病情,根据拟实行的手术方案,结合患者的个体情况,决定恰当的麻醉方式,并充分估计患者对麻醉的适应能力和可能发生的变化,尽可能地减少麻醉带来的不良后果。

掌握病情前首先要了解病史,特别是既往的麻醉史、手术史,以及使用镇静、催眠、镇痛药的情况。了解患者的心、肝、肾及中枢神经系统等重要器官的功能,以及心血管活性药物的应用情况,对患者的耐受能力作出恰当的估计。患者方面的准备:在麻醉前应尽量改善患者的全身状况,治疗潜在的内科疾病,使患者的各器官功能处于最佳状态。为了消除患者对麻醉和手术的顾虑,麻醉前尽可能向患者解释麻醉方案及安全措施,取得患者的理解和信任,做到在麻醉、手术过程中相互密切配合。麻醉用具和药品的准备和检查是为了使麻醉过程顺利,防止麻醉意外事件的发生,故麻醉前必须对麻醉用具和药品进行检查。麻醉前用药的目的在于使患者情绪安定且配合医师,消除一些不利的反射,特别是迷走神经引起的反射,缓和或解除术前疼痛,为麻醉过程平稳创造条件。麻醉前用药应根据患者情况和麻醉方法确定用药的种类、剂量和时间。一般手术前 1 天晚上可口服催眠药或镇静药如地西泮等,以消除患者的紧张情绪,使患者能安眠;手术当日,可于麻醉前加用抗胆碱药(阿托品或东莨菪碱),疼痛剧烈者可加用镇痛药(如吗啡等),后者也可在术中应用。

(吴一民　白　明)

第六节　脊柱显微内镜治疗胸椎退变性疾病的适应证、禁忌证及围术期处理

一、手术适应证

1. 单节段的脊髓症状或脊髓神经根症状。
2. 单节段黄韧带骨化。

二、手术禁忌证

1. 广泛的后纵韧带骨化(OPLL)。
2. 胸椎血管异常。

3. 胸椎骨折与脱位。

4. 多阶段胸椎管狭窄症、结核、肿瘤等。

5. 胸椎结核、肿瘤。

6. 合并心、肺、脑等疾病进展期。

7. 高敏感人群。

三、围术期处理

见本章第五节"围术期处理"相关内容。

（白　明）

第七节　脊柱显微内镜治疗腰椎退变性疾病的适应证、禁忌证及围术期处理

一、脊柱显微内镜治疗腰椎间盘突出症的适应证、禁忌证

适应证的掌握是影响手术后疗效的重要因素。随着后路脊柱显微内镜配套手术器械的不断改进、手术操作技巧的提高以及术式的不断丰富与完善,开展后路脊柱显微内镜下腰椎间盘髓核摘除术的适应范围已较初期明显扩大,并取得了良好的临床效果。我们相信,随着后路脊柱显微内镜手术器械的进一步改进、术式的进一步完善、各种相关研究的不断深入,后路脊柱显微内镜腰椎间盘髓核摘除术的适应证还会进一步扩大。

（一）适应证

1. 突发性腰椎间盘突出症根性疼痛剧烈,无法缓解者,神经根功能丧失（肌萎缩、肌无力、感觉障碍、腱反射消失）或马尾神经功能障碍者。

2. 腿痛合并腰痛或腿痛严重。

3. 当患者存在持续神经根痛 6 周保守治疗无效。反复发作、症状严重、影响工作与生活者（图 3-7-1~ 图 3-7-6）。

（二）禁忌证

无绝对手术禁忌证,以下为相对手术禁忌证:

1. 初次发作或症状较轻,未经过保守治疗或保守治疗可缓解者。

2. 临床症状、临床体征和影像学表现特征不一致。

3. 患者合并精神性疾病。

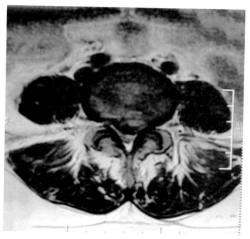

图 3-7-1 中央型

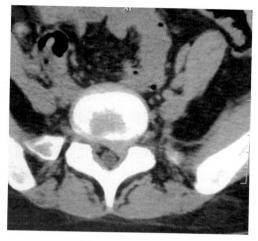

图 3-7-2 侧方型

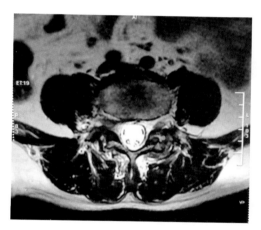

图 3-7-3 椎间孔型

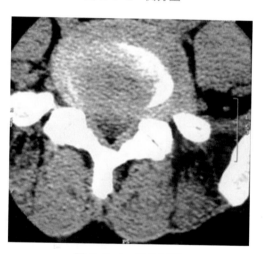

图 3-7-4 极外侧型

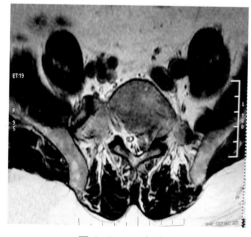

图 3-7-5 破裂型

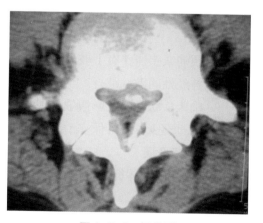

图 3-7-6 钙化型

4. 患者为神经质、高敏感人群。

5. 患者身体状况较差,有严重的心肺疾病的老年患者,合并症较多。

6. 术前定位不明确的患者。

7. 肿瘤性疾病。

二、脊柱显微内镜治疗腰椎管狭窄症的适应证、禁忌证

腰椎管狭窄包括中央管狭窄、侧隐窝狭窄和神经根管狭窄。MED 技术切口小、术野清晰、出血少、恢复快,可使椎管充分减压的同时,又能够最大限度地减少手术造成的组织损伤和维持术后脊柱生物力学稳定。目前,MED 已应用于治疗腰椎管狭窄症,尤其是通过单侧入路进行镜下双侧椎管减压。

(一)适应证

单节段或双节段腰椎管狭窄症,对于 3 个或以上节段椎管狭窄者,可另作一个小切口。具体适应证为(图 3-7-7):

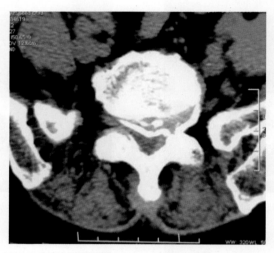

图 3-7-7 腰椎管狭窄

1. 腰痛或腰痛伴有下肢放射痛。

2. 神经性间歇性跛行。

3. 临床症状、体征、影像学表现一致者。

4. 经过至少 6 个月保守治疗无效者。

(二)禁忌证

1. 临床症状、体征与影像学不一致者。

2. 先天性腰椎管狭窄症。

3. 超过 Ⅰ 度的退行性腰椎滑脱与峡部裂性滑脱,或术前腰椎明显不稳。

4. Cobb 角度超过 20° 的退行性腰椎侧凸或存在严重腰椎畸形。

5. 肿瘤性疾病。

6. 患者合并精神性疾病。

7. 患者为神经质、高敏感人群。

8. 患者身体状况较差,有严重的心肺疾病老年患者,合并症较多。

三、脊柱显微内镜治疗腰椎滑脱症的适应证、禁忌证

腰椎滑脱症是脊柱外科常见疾病之一,传统后路腰椎椎体间融合术(PLIF)或经椎间孔腰椎椎体间融合术(TLIF)是有效治疗手段,但手术需大范围剥离、牵拉椎旁肌及其周围软组织,导致局部肌肉坏死及纤维瘢痕化,脊柱正常结构破坏较大,术后易发生慢性腰背部疼痛及僵硬不适感等相关并发症的发生。随着微创理念的发展、相关应用解剖学研究的深入以及手术器械的不断改进,多种微创技术已应用于临床治疗腰椎滑脱症。我们采用显微内镜辅助下椎间孔入路腰椎椎体间融合术(MED-misTLIF)治疗单节段、双节段、三节段腰椎滑脱症等腰椎退行性疾病,获得了良好的临床疗效。

(一)适应证

主要适用于单节段、双节段或三节段腰椎滑脱症(图3-7-8)。

1. 患者腰腿痛症状持续存在,影响正常生活,经3个月以上的系统保守治疗效果不佳。

2. 单节段、双节段或三节段 I 度、II 度腰椎退行性或峡部裂性滑脱。

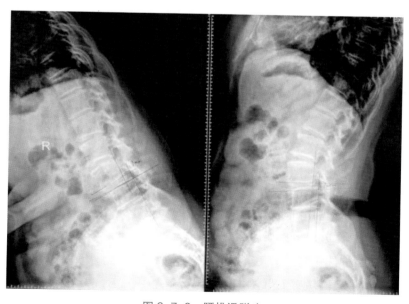

图 3-7-8　腰椎滑脱症

（二）禁忌证

1. 严重骨质疏松及畸形者（相对禁忌证）。

2. 存在腰椎感染、肿瘤等疾病。

3. 患者合并精神性疾病。

4. 患者为神经质、高敏感人群。

5. 患者身体状况较差，有严重的心肺疾病老年患者，合并症较多。

四、脊柱显微内镜治疗失稳症的适应证、禁忌证

（一）适应证

1. 明显、反复的腰痛或有严重的酸痛或无力感。

2. 腰痛和/或伴有下肢牵涉痛。

3. MRI、CT 示有明显腰椎间盘、椎间关节等退变，并排除其他疾病。

4. X 线 ①椎体前缘有牵拉骨赘形成或椎间隙明显狭窄；②在腰椎动力位片示病变相邻 2 个椎体间滑移 >3mm，但不超过Ⅰ度，成角≥11°（图 3-7-9）。

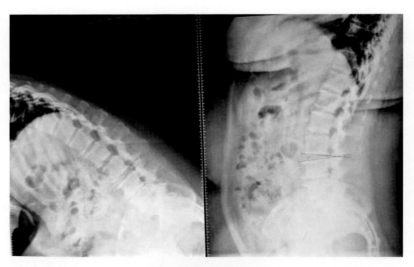

图 3-7-9 腰椎失稳

（二）禁忌证

1. 严重骨质疏松及畸形者（相对禁忌证）。

2. 存在腰椎感染、肿瘤等疾病。

3. 患者合并精神性疾病。

4. 患者为神经质、高敏感人群。

5. 患者身体状况较差，有严重的心肺疾病老年患者，合并症较多。

五、围术期处理

全面的术前准备和良好的围术期处理,是达到最佳疗效的重要环节。

(一)术前准备

1. 术前准备

(1)术前评估:对患者详细询问病史及全身情况进行评估。术前必须行心电图、胸片、超声心动图、下肢深静脉血管彩超、血常规、生化、凝血、红细胞沉降率、肝肾功能检查。判断是否存在重要脏器的严重器质性病变,是否有精神系统疾病史,是否存在潜在的全身性感染,根据患者病情及所选术式决定是否需要备血。过于肥胖或营养不良者易于造成术后感染,不利于术后功能恢复。

(2)手术设计:非手术治疗可行性,手术的必要性,患者身体状况及耐受性,手术治疗目的,手术方案,手术风险及可行性、安全性,手术并发症及远期疗效等。手术设计应包括术前讨论手术方式、入路、范围、麻醉、术中可能发生的意外情况及处理措施。

(3)术前沟通:向患者及其技术交代病情,手术的目的、流程、注意事项、局限性、手术风险以及可能发生的并发症,并签署手术知情同意书。

2. 患者及家属准备

(1)高血压者需控制好血压至相对正常范围波动(140~150/80~90mmHg 以下)。术前 1 周内不能用复方利血平片、复方利血平氨苯蝶啶片等含有利血平成分的药物。

(2)糖尿病患者:胰岛素注射或药物控制空腹和餐后血糖在 8mmol/L 左右,注意糖尿病饮食。

(3)心脏病患者应进行内科及麻醉科术前评估,心动过缓者术前需要行阿托品试验,必要时安装临时起搏器。

(4)脑血管病者(脑血栓、脑出血等)围术期发病率较正常人明显增高,应多加重视。

(5)肝功能异常者应进行保肝治疗。

(6)术前 1~2 周禁用阿司匹林、双密达莫、华法林等抗凝药,术后根据引流量和伤口愈合程度决定何时恢复。

(7)检查术区及邻近皮肤有无伤口或感染灶。

(8)术前 1 周戒烟、戒酒。

(9)必要时术前 1~2d 训练俯卧并逐步延长俯卧时间。

(10)术前 2~3d 开始训练床上大小便。

(11)术前 8h 禁食禁饮,术前半小时排尽大小便。

(12)根据病情,术前 1~2h 预防应用抗生素。

（二）麻醉

麻醉方式可以选择腰麻、硬膜外麻醉或全身麻醉。个别采用腰-硬联合麻醉,使神经根受到刺激时患者会有反应,避免术中神经根的损伤。

（三）手术设备

专用手术床,C型臂或G型臂X线透视系统,脊柱内镜监视器,数字显像设备,电凝器、麻醉监护系统、术中神经电生理监测系统等。

（四）术后恢复

1. 心理治疗 建立良好的医患及护患关系,讲解病情及相关知识,针对性配合治疗。

2. 深静脉血栓的防治 采用下肢运动功能锻炼、间歇性气垫加压等治疗,必要时给予一定量的阿司匹林、低分子肝素等药物。

3. 肺部功能的康复 对于高龄体弱、长期卧床或有慢性咳嗽病史的患者,晨起拍背、改善排痰、必要内科会诊,采取雾化、口服氨溴索等药物减少肺部感染和肺不张的发病率。

4. 排便功能的康复 应鼓励患者早期下床活动,适当进行下腹部按摩、热敷,口服缓泻剂促进排便。必要时导尿及清洁灌肠促进排便。

5. 功能锻炼 详见第五章相关内容。

6. 药物治疗

（1）脱水药物:20%甘露醇250ml快速静脉滴注,于15~30min内滴完;或250ml甘油果糖静脉滴注;地塞米松5~10mg,酌情递减,注意"反跳"现象。

（2）神经营养药物:牛痘疫苗接种家兔炎症皮肤提取物注射液、鼠神经营养因子、维生素 B_1、维生素 B_{12} 等。

（3）抗生素治疗:腰椎融合术前、术后常规使用抗生素,并根据病情恢复情况调整用药。

7. 理疗 中频、低频脉冲等可提高疗效、促进炎性介质吸收,减轻疼痛,促进伤口愈合。

（孟格栋）

第八节 脊柱显微内镜治疗脊柱退变性疾病的相关问题与并发症

一、诊断错误与漏诊

术前认真细致查体,询问病史,做到症状、体征与CT及MRI"四吻合"是预防这一错误的唯一办法。常见的错误诊断有椎管内囊肿、神经根瘤、血管畸形、极外型腰椎间盘突出,易发生漏诊的情况有多节段突出与合并狭窄及髓核高度游离。

二、定位错误

节段性错误和侧别性错误是脊柱外科手术中常见的低级别错误,术前标识、术中透视确认是防止此类错误发生的有效方法。

三、硬膜破损、脑脊液漏

硬脊膜损伤是脊柱外科手术的常见术中并发症,当然也是 MED 的常见术中并发症。硬脊膜在刚开展 MED 时常因操作不当而致破裂,甚至在定位时定位针进入过深也可导致损伤。也可发生在放置扩张套管时将第一级套管误插入椎管内造成损伤。操作熟练后该损伤发生率虽降低,但仍存在因为术者已度过了学习曲线期,操作速度快、操作程序简化、操作不当而致其破裂。术中造成硬脊膜损伤最多的是在发生咬除椎板和黄韧带时,因未做仔细的分离和显露,造成硬脊膜被撕裂(图 3-8-1)。故精细操作是防止硬脊膜撕裂非常重要的因素。在黄韧带外用椎板钳小心咬除部分椎板及下关节突内缘,再用 MED 专用"L"形神经剥离器小心剥离,逐渐将黄韧带切除,切不可强拉硬撕。硬脊膜损伤不会带来严重后果,出现时可暂时用脑棉片或止血纱布压迫封堵,尽量避免吸引器在损伤处吸引,以免将马尾神经吸出。术毕使用可吸收纱布覆盖彻底,不放负压引流,并严密缝合深筋膜、皮下及皮肤,并按预防脑脊液漏进行处理(图 3-8-2)。

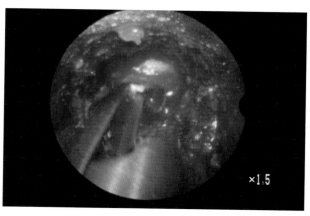

图 3-8-1 椎板钳咬破硬脊膜的危险操作。特别是黄韧带已切除的情况下,椎板钳极易损伤硬脊膜囊

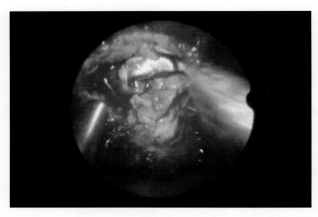

图 3-8-2　切除黄韧带时椎板钳致硬脊膜撕破,镜下见脑脊液流出

四、神经根损伤

MED 引起神经根损伤常见原因有切割伤、撕咬伤和挤压伤和牵拉伤。切割伤少见,常因突出物大神经根受压变薄与突出间盘附贴在一起不易辨认造成,多为不完全切断。撕咬伤最为常见,多为椎板咬骨钳切除侧隐窝内黄韧带时将神经根夹住,镜下见数根神经纤维被拉出。如发现迅速停止操作将神经放回,如已切断,则用镜下专用剪剪除,将残端放回。预防策略唯有小心操作,待显露清晰方可钳夹。神经挤压伤也发生在切除黄韧带和内聚之关节突时。如强力将椎板钳插入咬骨,椎板钳前端可对神经根造成挤压损伤。MED 术所需开窗口较小,当突出物较大时,因显露需要,会对神经根持续有力地牵拉,从而造成损害,术中即能通过内镜清晰观察到神经根变形、扭曲、松弛,表面苍白,失去正常的弹性与张力。术后主要表现为胫前肌肌力下降,少数为腓骨长短肌或小腿三头肌肌力下降。经神经营养、对症治疗多数在 3~4 周恢复,少数要 3 个月左右。

有研究报道了类似情况,考虑为神经根因术中牵拉等原因造成,神经营养等保守治疗后症状多数能消失。该并发症出现后患者往往心理负担较重,对其正确的解释开导尤为重要,特别是术前要做好交代工作。术中操作需轻柔,间断放松神经拉钩也是一种预防该并发症的有效方法。用专用的 MED 自动神经牵开保护器可减少此类损伤。神经切割伤在传统开放手术的神经根损伤中也并不鲜见,相反,显微内镜下神经根切割损伤则较少。小心谨慎地剥离黄韧带显露神经根,严禁在血泊中操作,是防止神经根损伤的重要环节。椎间盘手术实为解放神经根受压的手术,故应以神经根为中心实施手术,在未见到神经根或未妥善保护好之前切不可贸然摘取髓核。可谓"神经根不仅要在我的手中眼中,更要在我的心中"。马尾神经损伤系硬脊膜破裂时被助手吸引器吸出 1~2 根马尾神经所致。患者术后表现为排尿困难,一侧鞍区皮肤感觉减退,经对症、神经营养、留置尿管 3 周后功能多数能恢复。故术中如发现硬脊膜破裂时要及时停止大负压吸引,并用棉片将破口暂时封堵,以求妥当处理。

五、椎间隙感染

椎间隙感染既往临床比较少见,但随着诊疗技术的提高,关于椎间隙感染的报告有上升趋势。椎间隙感染主要表现为腰背疼痛,夜间症状重,白天轻,严重时只能卧床,可出现发热、寒战、腰背肌痉挛、大汗淋漓,红细胞沉降率增快。神经根刺激症状多不明显,部分病例因脓肿压迫神经组织,而出现肢体感觉、运动障碍和直腿抬高受限等症状、体征。目前椎间隙感染治疗主要以细菌性椎间隙感染为主。保守治疗是在严格的制动基础上,积极抗生素治疗可使疼痛缓解,并逐渐治愈。而手术治疗提倡者认为椎间盘组织血供差,静脉使用抗生素难以达到有效药物浓度,且疗程长,患者依从性差;手术治疗可直接清除感染灶及坏死组织,疗程较短,患者更易接受。手术治疗又分为传统和内镜下微创病灶清除引流冲洗术。对于继发性椎间隙感染,显微内镜下微创灶清除引流冲洗术可取经横突间入路。该入路优点在于不经过原手术入路,不进入椎管,操作简单,没有污染椎管的风险。

六、急性硬膜外血肿

椎管内的静脉丛或神经根动静脉在 MED 术中损伤似乎是难以避免的事,只要能确切止血处理,就不会造成严重后果。但处理不当或遗漏出血灶则可能出现急性硬膜外血肿,故也将此类事件归为术中并发症。笔者曾经历 2 例急性硬膜外血肿,均发生于术后 1h 内。患者短时间内出现腰部剧烈疼痛,自觉双下肢疼痛、沉重,渐变为麻木没有知觉,肌力和反射很快消失,并见切口隆起,有鲜血流出。急查 MRI 发现椎管内血肿,呈 T_2 加权像高信号,硬脊膜囊遭挤压而变瘪,不见脑脊液信号(图 3-8-3)。其中一例术中即见大量血自椎管内涌出,但不是来自椎间隙,当时考虑为小静脉破裂,希望在关闭切口翻身后腹压下降出血会自动停止。但事与愿违,急诊再次入手术室,打开切口,在镜下清理积血块,并扩大开窗范围,重新放置引流管,约 4 周后下肢感觉、肌力渐恢复。后推测可能为神经根动脉或其他小动脉破裂所致。另一例情况类似,采用床旁打开切口的措施,患者症状随即减轻,感觉、肌力也同时恢复。该并发症虽然发生率较低,但后果严重,及时发现并处理是有效的措施。床旁处理虽有增加感染等风险,但能赢得时间,将神经损害程度降至最低。MED 术中出血在术前常难以预料,且出血时止血困难,耗时较多,在血泊中操作常是导致一些并发症的重要原因。精湛的镜下止血技术,可有效防止术中出血,并可减少因出血所致并发症或并发损伤。

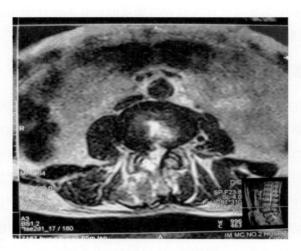

图 3-8-3　MRI T_2 加权像见高信号，
硬脊膜囊遭挤压而变瘪，未见脑脊液信号

七、腹膜后血肿

腹膜后血肿多发生于摘取髓核过程中，突然见大量血自纤维环开窗处涌出。紧急以止血纱布封堵，终止手术，迅速翻身开腹止血或介入止血以挽救患者生命。严格限制髓核钳深度在 2cm 内，小心谨慎钳取髓核是预防该损伤的唯一方法。

（李树文）

第九节　脊柱显微内镜治疗脊柱退变性疾病的手术原则与方法

一、脊柱显微内镜治疗神经根型颈椎病的手术原则与方法

（一）适应证
颈椎间盘突出症侧旁型与椎间孔狭窄型颈椎病。

（二）手术室准备
头架、C 型臂、MED、电生理监护设备。

（三）定位与入路
后路锁孔技术。

（四）麻醉、体位
全麻后将患者俯卧位头部置于专用手术头架上，调整使颈椎前屈（图 3-9-1、图 3-9-2）。

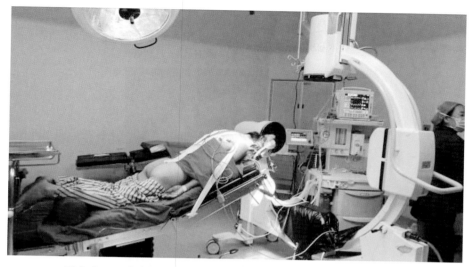

图 3-9-1　患者俯卧位头部置于专用手术头架上,调整使颈椎前屈

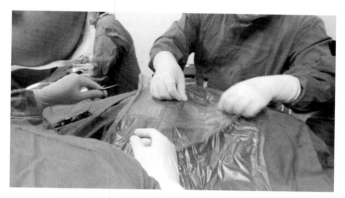

图 3-9-2　调整头架,使颈椎伸直,便于操作

（五）手术操作要求

碘酒消毒后铺无菌单贴护皮膜,先用手依据颈 7 棘突初步定位,于患侧紧贴棘突插入克氏针,C 型臂 X 线机透视定位,侧位像见克氏针位于拟手术间隙（图 3-9-3）。以皮肤针眼为中心,用尖刀紧贴棘突做长约 1.6cm 切口,切开皮肤、皮下及深筋膜,用手指钝性推剥分离达椎板表面,逐级插入扩张套管,自由臂固定工作套管并使之与矢状面成角 15°。连接内镜镜头、光源、成像系统,调焦至视野清晰,再次透视见工作通道中轴线恰好位于拟手术间隙（图 3-9-4）。完成上述步骤后,镜下见椎板间黄韧带表面软组织,交替用双极电凝和带齿髓核钳将上述软组织清理干净,此时可见上位椎板的下缘和下椎板上缘及侧块形成的"Y"形标志（图 3-9-5）,调整工作通道,用小椎板钳或超声骨刀配合磨钻切除上下椎板缘和侧块内缘,即可显露神经根。用从神经根下方小心分离即可找到游离的髓核,用髓核钳夹出。用"L"型神经剥离子循神经根进行探查,观察是否遗留神经根卡压

情况、神经根活动度情况及硬脊膜囊膨降情况。用过氧化氢、碘伏原液反复冲洗,观察到神经根已彻底松解。彻底止血,放置引流管,逐层缝合(图3-9-6)。

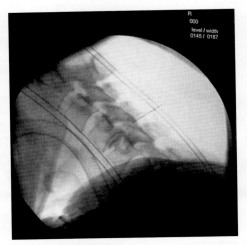

图3-9-3 沿棘突插入定位针完成定位

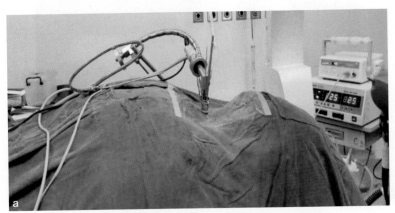

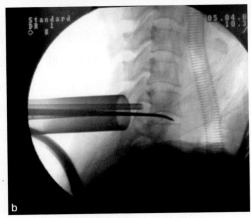

图3-9-4 常规放入工作通道(a),再次透视确认位置正确(b)

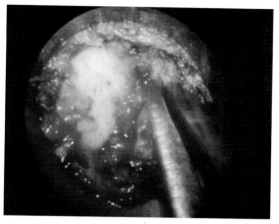

图 3-9-5　镜下清理软组织后,找到上椎板下缘,下椎板上缘和关节突下缘组成的"Y"形解剖标志点

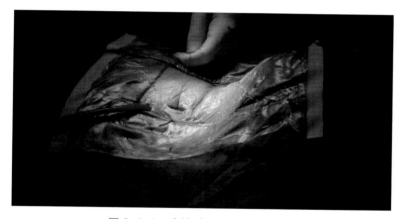

图 3-9-6　术毕放引流管,缝合筋膜

（六）注意事项

1. 手术切口及入路设计　切口需精确位于患病椎间隙水平后正中线旁开约 1cm 处。切开皮肤、皮下及深筋膜后,钝性分离至关节突关节,此举可减少出血并最大限度地保护椎旁肌。

2. 避免神经根损伤　镜下寻找到上位椎板的下缘和下椎板上缘及侧块形成的"Y"形标志,调整工作通道,用小椎板钳咬除上下椎板缘和侧块内缘,即可显露神经根。用从神经根下方小心分离即可找到游离的髓核,用髓核钳夹出。术中找到椎间隙或突出间盘时,神经根即在其头外侧,不必刻意寻找神经根。

3. 镜下止血技巧　熟练的镜下止血技巧以及保持术野清晰,是顺利施术、避免损伤神经根的前提。对于明确的小血管损伤出血,可用双极电凝止血,但电极不可过于深入,要精准于出血点。坚决杜绝在血泊中操作。对于渗血,常规 MED 手术可用带黑色牵引线的棉片或止血纤维蛋白纱布压迫止血,或用神经根拉钩将棉片置于出血处压拉,即可达到压迫止血的目的;但颈椎手术因脊髓牵拉压迫会造成损伤,可选用明胶海绵填塞止血,也可在有效吸引下,快速完成手术,术毕常规放引流管。

二、脊柱显微内镜治疗胸椎间盘突出症的手术原则与方法

(一)适应证

下胸椎间盘突出症。

(二)手术室准备

层流手术间,G 型臂或 C 型臂机、MED、术中电生理监测设备。

(三)定位与入路

克氏针插入拟手术节段,透视定位。

(四)麻醉、体位

全麻,俯卧位。

(五)手术操作要求

全麻后将患者置于威尔逊(Wilson)脊柱手术架上,悬空腹部,碘酒、酒精消毒后铺无菌单贴护皮膜,先用手依据髂脊最高点初步确定拟手术部位,于患侧紧贴棘突插入克氏针,C 型臂 X 线机透视定位,侧位像见克氏针位于拟手术间隙下(图 3-9-7)。以皮肤针眼为中心,用尖刀紧贴棘突做长约 1.6cm 的切口,建立工作通道(图 3-9-8)。调整工作通道,将椎板下缘和关节突下缘置于视野的中心,再次清理软组织,可用超声骨刀切除下关节突,即可显露上关节突关节面,再用超声骨刀或磨钻切除上关节突。用刮勺伸入头侧向

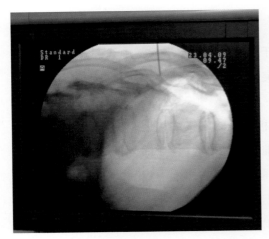

图 3-9-7　患侧紧贴棘突插入克氏针,C 型臂 X 线机透视定位,侧位像见克氏针位于拟手术间隙

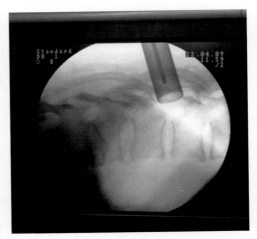

图 3-9-8　以皮肤针眼为中心,用尖刀紧贴棘突做长约 1.6cm 切口,建立工作通道

尾侧轻轻钩拉即可使大块黄韧带完全掀起，切除部分黄韧带后可显露硬膜囊和神经根侧缘，切开纤维环，摘除退变突出的髓核组织。完成上述步骤后，用过氧化氢、庆大霉素生理盐水反复冲洗，观察到神经根已彻底松解后，放置引流管，逐层缝合。

（六）注意事项

1. 手术经关节突入路，而不能经椎板间入路，切除上下关节突关节的大部分或全部方可从侧方显露出椎间盘。

2. 充分使用超声刀和磨钻去除骨质，而不可用骨刀或骨凿，因为震动可造成脊髓损伤。使用椎板钳时宜选用小号（1mm），且要谨慎使用（图3-9-9）。

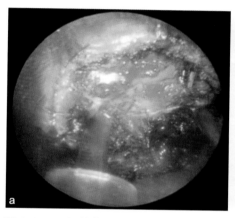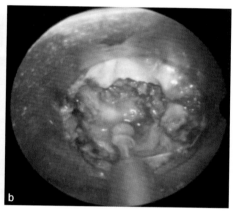

图 3-9-9　经关节突入路，显露并切除上下关节突关节的大部分或全部方可从侧方显露出椎间盘（a），充分使用超声刀和磨钻去出骨质，与硬脊膜粘连紧密的骨质小心用磨钻打磨薄，使其漂浮（b）

3. 切除关节突关节和少许椎板后即可见脊髓神经根的侧方，如有出血可电凝止血，不可用大块棉片加压止血，也不可用神经剥离子或拉勾牵拉脊髓。

4. 充分应用电生理监测设备（图3-9-10）。

5. 避免暴力操作，以免造成硬脊膜、脊髓损伤。

6. 硬脊膜破裂要严密缝合切口，提前按脑脊漏处理。

三、脊柱显微内镜治疗胸椎管狭窄症的手术原则与方法

（一）适应证

黄韧带骨化症继发椎管狭窄。

（二）手术室准备

G型臂或C型臂机、MED、术中电生理监测系统。

（三）定位与入路

同胸椎间盘突出症。

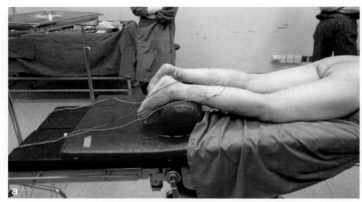

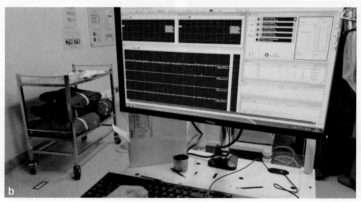

图 3-9-10 充分利用电生理监测,操作时严密观察脊髓电生理变化

（四）麻醉、体位

连续硬膜外或全麻后将患者置于脊柱手术架上。

（五）手术操作要求

基本要求参见胸椎间盘突出手术部分,但需用磨钻磨掉尽量多的椎板,以使椎管扩大。另外胸椎管狭窄多数系黄韧带肥厚钙化所致,钙化的黄韧带可用磨钻磨除。

（六）注意事项

参见胸椎间盘突出注意事项。需要特别强调的是,由于骨化的黄韧带常与硬脊膜粘连紧密,无法分开,磨除时要格外小心;对于已发生硬脊膜粘连的钙化部分,只需将其四周游离漂浮即可,勿求彻底切除。

四、脊柱显微内镜治疗腰椎间盘突出症的手术原则与方法

（一）适应证

MED 适用于各类型的腰椎间盘突出症,如单纯型腰椎间盘突出、脱出游离型突出、钙化型突出、极外侧型突出、突出合并椎管狭窄及椎体后缘离断症。

（二）手术室准备

MED 在普通万级层流手术间即可进行，面积不小于 30m²，有 C 型臂影像设备。

（三）手术入路

经椎板间入路和经椎间孔入路（适用于椎间孔型和椎间孔外型腰椎间盘突出）。

1. 经椎板间入路手术要求　连续硬膜外麻醉或全麻，如手术预计能在 1h 内完成也可用腰麻。以 0.2% 的罗哌卡因 5ml（10mg），细腰穿针穿刺成功后缓慢注入蛛网膜下腔。即刻翻身，后将患者置于 Wilson 脊柱手术架或自制手术垫上，调整手术床腰桥，使患者腰背部平直或略后弓，并尽量屈髋屈膝、悬空腹部（图 3-9-11）。碘酒、酒精消毒后铺无菌单贴护皮膜，先用手依据髂嵴最高点初步确定拟手术部位，于患侧紧贴棘突插入克氏针，C 型臂 X 线机透视定位（图 3-9-12）。以皮肤针眼为中心，用尖刀紧贴棘突做长约 1.6cm 切口，切开皮肤、皮下及深筋膜，用手指钝性推剥分离达椎板表面，逐级插入扩张套管，自由臂固定工作套管，并使之与矢状面的成角约为 15°，建立工作通道（图 3-9-13）。连接内镜镜头、光源、成像系统，调焦至视野清晰，再次透视见工作通道中轴线恰好与拟手术间隙下位椎体上终板重叠。

完成上述步骤后，镜下见椎板间黄韧带表面软组织，交替用双极电凝和带齿髓核钳将上述软组织清理干净，此时可见上位椎板的下缘和黄韧带，调整工作通道，将上位椎板的下缘置于视野中心，再次清理软组织，充分显露黄韧带。将刮匙插入上位椎板的腹侧进行推剥分离黄韧带；若椎板间隙较窄，可用椎板钳咬除上椎板下缘及少许下关节突内缘，再咬除少许下椎板上缘，即可见黄韧带头尾侧已游离（图 3-9-14）。用刮勺伸入头侧向尾侧轻轻钩拉即可使大块黄韧带完全掀起，切除部分黄韧带后可显露硬膜囊（图 3-9-15），

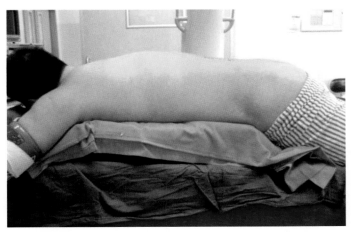

图 3-9-11　调整手术床腰桥，使患者腰背部平直或
略后弓，并尽量屈髋屈膝、悬空腹部

第三章 脊柱显微内镜手术培训基本要求

此时仍有少量黄韧带残留于侧隐窝和关节突下方,用髓核钳或椎板钳夹出。用"L"形神经剥离子分离,显露出神经根,用神经剥离子轻柔向中线侧推剥,放入自动神经牵开保护器或神经拉钩向尾侧牵开神经根,再于头侧放入另一把自动神经牵开保护器,将硬脊膜牵开,充分显露椎间盘(图3-9-16)。

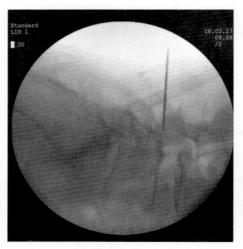

图 3-9-12　在患侧紧贴棘突插入克氏针,
C 型臂 X 线机透视定位

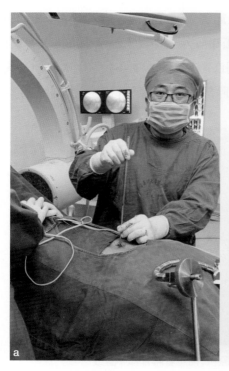
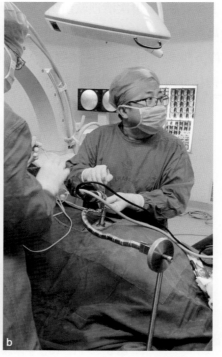

图 3-9-13　以皮肤针眼为中心,用尖刀紧贴棘突做长约 1.6cm 切口,建立工作通道

64

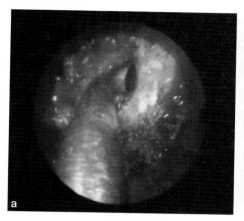
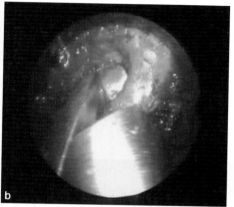

图 3-9-14 将上位椎板的下缘置于视野的中心,再次清理软组织,
充分显露上椎板下缘(a),椎板咬骨钳咬除部分上椎板下缘(b)

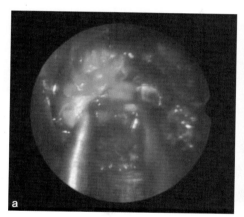
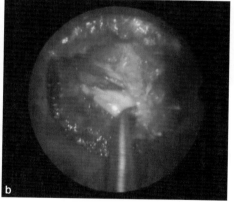

图 3-9-15 分块切除黄韧带(a)及整块切除黄韧带(b)

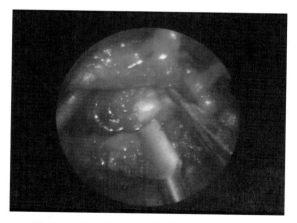

图 3-9-16 牵开神经根,显露突出的椎间盘

若有间盘突出,可"一"字形切开纤维环,摘除退变突出的髓核组织(图3-9-17),后用椎板钳将内聚的上关节突内缘咬除,切除侧隐窝后壁,去除尾侧自动神经牵开器,用"L"形神经剥离子循神经根进行探查,观察是否遗留神经根卡压,探查神经根活动度情况及硬脊膜囊膨降情况。此类患者常合并间盘钙化或椎体后缘骨赘,可用椎体后缘处理器修平。完成上述步骤后,用过氧化氢、碘伏原液反复冲洗,观察到神经根已彻底松解,另穿孔放入引流管(图3-9-18),逐层缝合。

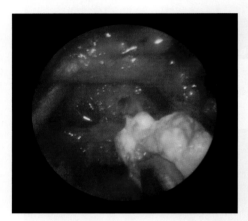

图3-9-17 保护好神经根后,髓核钳夹取髓核

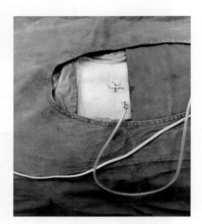

图3-9-18 引流管需另穿孔引出

2. 经椎间孔入路手术步骤 气管插管全身麻醉,俯卧位,腹部悬空,屈髋屈膝各45°使腰椎平直,在患侧距棘突正中3.5cm处以细克氏针穿刺抵关节突外缘,透视正位像可见针尖位于病变椎间盘症状侧的关节突外缘,侧位平行于椎间隙。纵行切开皮肤(行椎间融合时可行横切口,详见后文相关章节)、皮下及深筋膜,长约1.6cm,以示指沿多裂肌与最长肌间隙钝性分离至关节突关节外缘。同常规MED手术一样逐级扩张建立工作通道,工作通道同矢状面成30°角(图3-9-19)。交替用双极电凝和带齿髓核钳清理关节突表面残余软组织,显露关节突关节外缘及横突间组织。以神经剥离子器探查,可确定下位椎体上关节突外缘及横突上缘,以此交汇点为切入点,用刮匙沿骨壁推剥分离。以斜口咬骨钳咬除部分上关节突关节尖部及下关节突外缘皮质,必要时可咬除少许横突上缘(图3-9-20)。以神经剥离子向外侧及头侧剥离拉开横突间组织即可显露突出的椎间盘。神经根此时已连同软组织被拉向头侧,放入自动神经牵开保护器,将神经根牵开并加以保护。切开纤维环,摘取髓核,有时见髓核突出游离(图3-9-21)。术毕用大量盐水冲洗术野,缓慢退出工作通道,并沿途用双极电凝止血,放引流管1根。对$L_5 \sim S_1$极外侧型椎间盘突出者,因L_5横突较大,可用骨刀凿除阻挡入路的部分横突,以利工作套管放置(图3-9-22)。

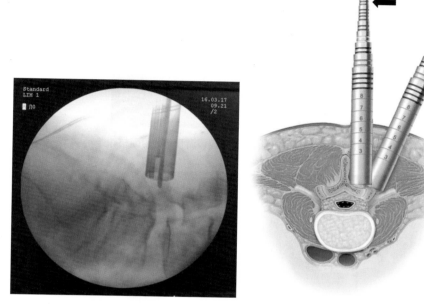

图 3-9-19　切口旁开棘突约 3~3.5cm 将工作通道置于关节突关节,
图中白色箭头所指为常规入路,黑色箭头所指为极外侧入路

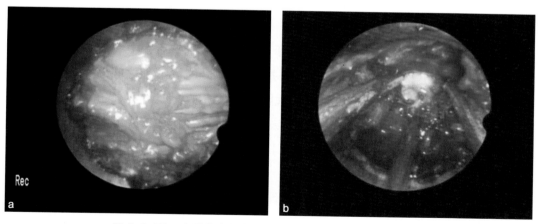

图 3-9-20　上关节突关节外缘,用专用椎板钳从外向内咬除
部分上关节突关节(a); 上关节突外缘被切除后(b)

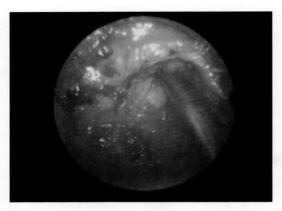

图 3-9-21 显露出突出的椎间盘,常为破裂游离型;用髓核钳小心夹取

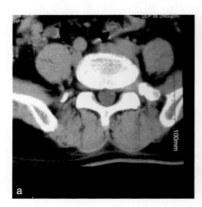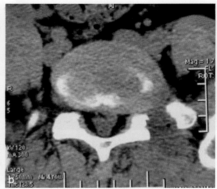

图 3-9-22 术前及术后 CT 图像

（四）注意事项

1. 手术切口及入路设计 切口精确于患病椎间隙水平后正中线旁开约 3.0~3.5cm 处。切开皮肤、皮下及深筋膜后用示指可寻找到多裂肌与腰最长肌之间的间隙,钝性分离至关节突关节外缘,此举可减少出血并最大限度地保护椎旁肌。范顺武等学者曾通过监测术后血中肌酸激酶、观察 MRI 影像等方法证实此入路创伤远较后正中入路的创伤小。如不能经此肌间隙进入,常会致肌肉进入工作视野,不但出血多,且会影响操作,此外术后易致下腰椎手术失败综合征。

2. 避免神经根损伤 经椎间孔入路解剖层次较经椎板间入路要复杂,无明确的解剖标志,有脂肪组织、韧带、神经填充于其间,相对而言易致神经损伤。需在镜下寻找到横突与上关节突的交界处和关节突关节最高点,避免神经根损伤、顺利显露突出间盘并完成手术。最容易在镜下找到的是横突与上关节突的交界处。用神经剥离子找到此点向头侧略做分离即是上关节突尖部,咬除其外侧皮质,椎间孔即显露无遗。神经根通常被突出的间盘向头侧推移,张力较高。术中找到椎间隙或突出间盘时,神经根即在其头外侧,不必刻意寻找神经根,将其连同周围软组织一起向头侧牵开即可;反之术中发现神经根,且张力并不高,提示可能进入了错误的节段或术前诊断有误。另外,采用连续硬膜外麻醉,患者在接受手术时保持清醒状态,术中碰到神经根时患者会自述相应下肢放射性疼痛,这一点术前要向患者交代清楚以期获得配合,预防神经根损伤。有时术后会出现神经支配区灼烧样痛,针刺觉减退,肌力正常,考虑为分离横突间组织时牵拉出口神经根,或术中分离横突间组织时损伤了所谓的分叉神经所致,大多运动功能正常,经对症、神经营养治疗,一般3~6周后灼烧样痛消失。

3. 镜下止血技巧　熟练的镜下止血技巧并保持术野清晰,是顺利施术并避免损伤硬膜囊和神经根的前提。用弧形骨刀切除上关节突尖部和下关节突外缘并以此为突破口显露椎间孔区。尽量将横突间组织牵向头外侧,钝性分离牵开,避免损伤横突间小血管,如根动脉的背侧支等。对于明确的小血管损伤出血,可用双极电凝止血,但电极不可深入太深,要精准位于出血点,因为神经根即在此软组织下方。坚决杜绝在血泊中操作。对渗血可用带黑色牵引线的棉片或止血纤维蛋白纱布压迫止血,或用神经根拉钩将棉片按压置出血处,既可达到压迫止血的目的,又起到牵拉神经根目的,保证术野清晰,术毕常规放引流管。

五、脊柱显微内镜治疗腰椎管狭窄症的手术原则与方法

（一）适应证

中央型狭窄、侧隐窝狭窄。

（二）手术室准备

普通万级层流手术间即可,面积不小于 $30m^2$,有 C 型臂影像设备。

（三）定位与入路

单侧入路单侧减压、单侧入路双侧减压。

（四）麻醉、体位

连续硬膜外或全麻后将患者置于 Wilson 脊柱手术架上,调整手术床腰桥,使患者腰背部平直或略后弓,并尽量屈髋屈膝、悬空腹部。

（五）手术操作要求

详见腰椎间盘突出症的手术方法。

（六）注意事项

详见腰椎间盘突出症的注意事项。

六、脊柱显微内镜治疗腰椎失稳与滑脱症的手术原则与方法

（一）适应证

单或双节段腰椎失稳或滑脱,滑脱不超过Ⅱ度。

（二）手术室准备

C 型臂或 G 型臂机、显微内镜手术系统、术中电生理监测系统、负压吸引系统、双极电凝仪。

（三）定位与入路

单侧入路单侧减压或单侧入路双侧减压。

（四）麻醉、体位

全麻、俯卧位。

（五）手术操作要求

全麻后将患者置于脊柱手术架或自制软垫上，调整手术床腰桥，使患者腰背部平直或略后弓，并尽量屈髋屈膝、悬空腹部，先用手依据髂脊最高点初步确定拟手术部位，透视标定拟融节段椎弓根并标记，经皮植入 3 枚椎弓根钉，留患侧尾端 1 枚最后植入。碘酒、酒精消毒后铺无菌单贴护皮膜，于患侧旁开后正中线约 3.5cm 插入克氏针，C 型臂或 G 型臂 X 线机或透视定位，侧位像见克氏针正对拟手术间隙。先行置入 3 枚导针（也可先行镜下融合再植入椎弓根钉）（图 3-9-23）。于旁开棘突 3~3.5cm 处做一横切口，长约 2cm，切开皮肤、皮下，纵行切开深筋膜，用手指钝性推剥分离达关节突表面，逐级插入扩张套管，

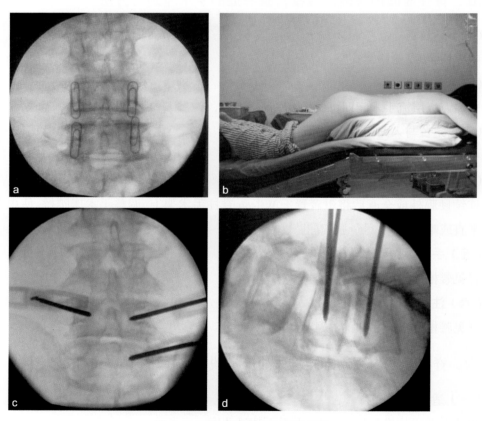

图 3-9-23　先穿刺置入 3 枚导针

自由臂固定工作套管并使之与矢状面成 15°角。连接内镜头、光源、成像系统,调焦至视野清晰,再次透视见工作通道中轴线恰好与拟手术间隙重叠(图 3-9-24)。交替用双极电凝和带齿髓核钳将软组织清理干净,调整工作通道,将关节突外缘置于视野的中心,用椎板钳及骨刀自外向内逐渐切除上下关节突关节,切除关节突关节所得骨质,用组织剪仔细剪去软组织及表面软骨,制成大小约 2mm×2mm×2mm 骨粒,以备椎间植骨之用,这样的骨粒大约可得到 4~5g。

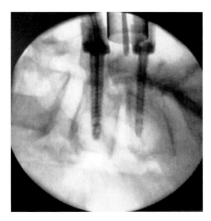

图 3-9-24　植入长尾椎弓根钉,拟手术侧先不植钉,放入工作通道

　　切除关节突关节后可见一层黄韧带覆于椎间隙表面,用神经剥离子由尾侧向头侧分离,即可显露出椎间盘和出口神经根,有时并不能看到出口神经根,不必刻意寻找。放入自动神经牵开保护器或神经拉钩向头侧牵开,充分显露椎间盘。切开纤维环,用 8~11mm 椎间盘绞刀逐级清除髓核及透明软骨板,再用大刮勺和髓核钳反复清理髓核,直至将退变的髓核和透明软骨板彻底清除。按 1∶1 将骨粒与人工骨粒或同种异体骨粒后混合,通过一塑制导管在内镜监视下植入椎间隙,试模后放入椎间融合器(图 3-9-25),一般大小为 22mm×10mm×11mm,透视位置佳。将工作通道倾斜至约 45°,镜下切除残余的椎板,将黄韧带游离后整块切除,此时即可显露出硬脊膜囊和手术侧行走神经根。用神经剥离子仔细探查硬脊膜和神经下方是否有残余致压物,如有则去除。如对侧也有症状,并伴有黄韧带肥厚,也可将对侧黄韧带一并切除。彻底止血后取出工作通道,经此切口植入最后一枚椎弓根钉。导入连接棒后,锁紧螺母,折去椎弓根钉的延长尾片。放置引流管,逐层缝合(图 3-9-26、图 3-9-27、图 3-9-28)。

(六)注意事项

1. 需要精湛的 MED 技术,并克服学习曲线。

2. 需要精良的影像设备,最好是 G 型臂 X 线机,在其辅助下 2~3min 可完成 1 枚椎弓根钉的植入。X 线监视下,行体表定位标记,于椎弓根正位影像左侧 10 点位、右侧 2 点位,侧位影像椎弓根中份穿刺进入,宁上勿下、宁外勿内、宁浅勿深。

3. 皮肤切口选择　距棘突旁开症状侧 3cm,与皮纹一致横切口,经皮椎弓根切口 10mm,MED 工作通道切口 22mm。这样使切口不会与钉道切口联合,并与皮纹一致,较美观。

4. 工作通道　直径 22mm,大小适中,同心圆扩张,即对肌肉及脊神经背内支影响小,又可植入 14mm 高度的融合器。

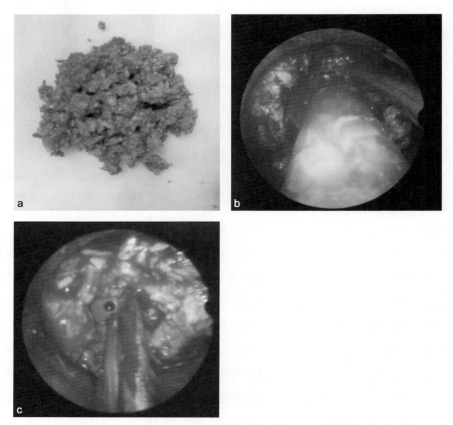

图 3-9-25 植入人工骨与骨混合物(a、b),再放入椎间融合器(c)

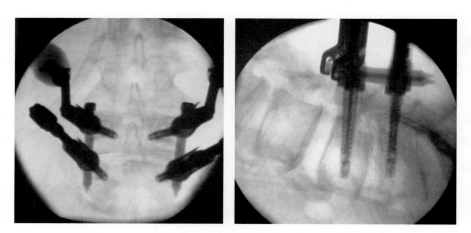

图 3-9-26 植入最后一枚椎弓根钉,并导入连接棒,固定

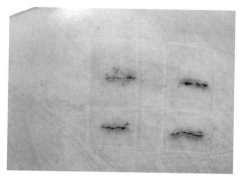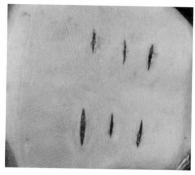

图 3-9-27 切口图,可为短横切口或纵切口

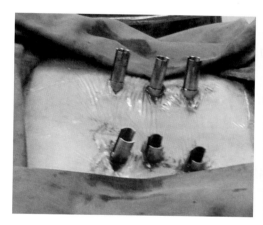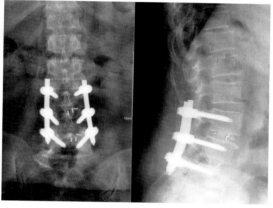

图 3-9-28 除单节段融合固定外,还可行双节段或三节段融合固定

5. 切除关节突后宜暂保留黄韧带,待处理完椎间隙后植入融合器再切除,这样可避免植入融合器时损伤神经根和硬脊膜。

6. 如术中切除所取得骨质不能满足椎间植骨的用量,需取自体髂骨或异体骨补充。

7. 经椎间孔出口入路不易伤及硬膜囊,因神经出口根部位于椎间盘的外上方及椎间孔上切迹下方,易显露,可在直视下牵拉保护,但不必刻意寻找显露。

8. 为了提高融合率,残余髓核及软骨板应尽可能清除干净;植骨量宜大些,应占椎间隙的1/2左右,以利植骨融合。融合器宜选用梭形带防滑倒齿的,选聚醚醚酮料融合器为佳,易进不易出。

9. 使用大直径工作通道(2.2cm),操作更方便,可镜下监视打入椎间融合器,但易造成镜头损伤。

10. 神经卫士小巧玲珑,通道内可放置多把,原位栅栏保护,不产生过度牵拉。

11. 椎管狭窄的处理 倾斜工作通道35°~40°,可在黄韧带表面浅行切除残余关节突及椎板的骨性压迫,视黄韧带退变程度选择性切除。减压窗内可充分探查硬膜囊与神经根是否松解。

12. 其他要求基本与开放手术相同。

七、脊柱显微内镜下纤维环裂口缝合的手术原则与方法

（一）背景

无论是传统开放手术或是 MED，腰椎间盘突出症术后均存在再突出或复发。国内统计显示，其 1 年复发率为 1.1%，5 年复发率为 5.0%，8 年复发率为 7.9%。确切发病机制仍不明确，可能的原因有：

1. 纤维环破裂口或切口愈合慢，以纤维瘢痕形式愈合脆性大、弹性差、抗内压强度弱（小裂口复发率 1.1%，大切口复发率 27.3%）。

2. 盘内遗留的残余髓核，在腰椎 6 个自由度的活动中，由纤维环薄弱处或未愈合的切口处移出，导致复发。

3. 矢状位活动度越大则腰椎间盘再突出可能性越大。

4. 各类型的腰椎间盘突出症中，突出型被认为是导致复发的危险因素。

MED 下纤维环切口缝合修复能即刻闭合纤维环切口，能有效抵抗盘内压力外泄，纤维环切口的紧密对合，可加快愈合修复速度，缩短愈合时间，实用性强。

（二）适应证

1. 单纯包含型腰椎间盘突出症者。

2. 破裂型腰椎间盘突出症，破裂口较小、整齐居中者。

（三）禁忌证

1. 破裂型腰椎间盘突出症，破裂口不对称、不整齐、有缺损者。

2. 包含型腰椎间盘突出症合并钙化、椎间隙小于 4mm 者。

3. 视野不清，切口周围暴露不佳者。

（四）一次性缝合器操作步骤

1. 切口选择 在切开突出间盘纤维环时要尽可能居中做切口、纤维环切口必须是"一"字形或线形，边缘整齐，可纵切，也可横切，长约 3.5~4.5mm，平均 4mm。摘除髓核的过程中不可损伤纤维环切口边缘。如切口裂开较大时，可用抓钳聚拢对合（图 3-9-29、图 3-9-30）。

2. 取出髓核，缝合前探查很重要，确认能否缝合（图 3-9-31、图 3-9-32）。

3. 自切口一侧刺入弯针，往前转动旋钮至标志线对齐，直针自动刺入切口另一侧，扣动扳机，导丝穿入直针，回转旋钮。

4. 拔出缝合器，线结自动向切口靠拢（图 3-9-33、图 3-9-34）。

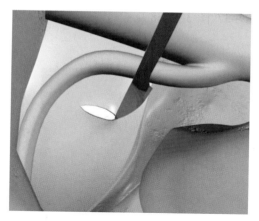

图 3-9-29　切口示意图

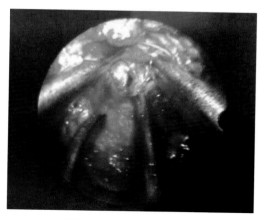

图 3-9-30　切口镜下图

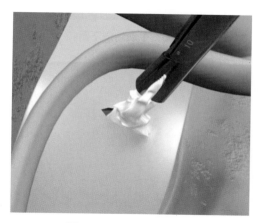

图 3-9-31　探查示意图

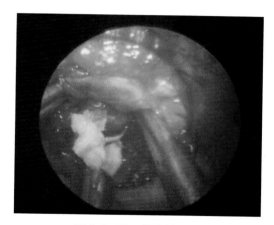

图 3-9-32　探查镜下图

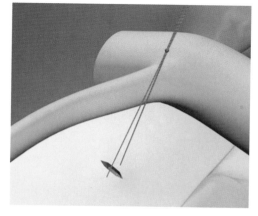

图 3-9-33　拔出缝合器示意图

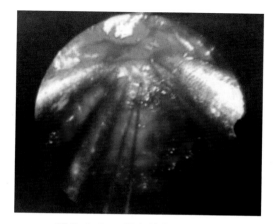

图 3-9-34　拔出缝合器镜下图

5. 手动打结,用推结器推紧线结(图 3-9-35、图 3-9-36)。

6. 用纤维环缝合器专用线剪剪断缝线(图 3-9-37、图 3-9-38)。

7. 缝合完毕(图 3-9-39、图 3-9-40)。

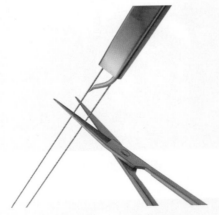

图 3-9-35 手动结示意图

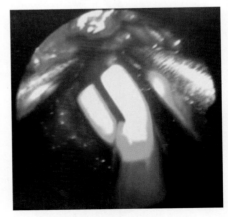

图 3-9-36 手动结镜下图

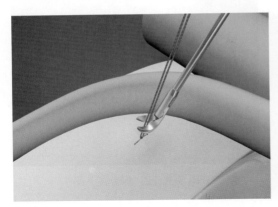

图 3-9-37 剪断缝合线示意图

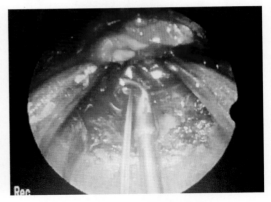

图 3-9-38 剪断缝合线镜下图

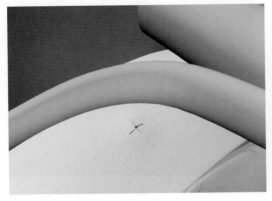

图 3-9-39 缝合完毕示意图

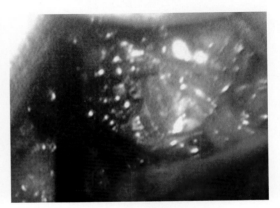

图 3-9-40 缝合完毕镜下图

（五）临床意义

椎间盘髓核组织摘除后，纤维环遗留下的切口及破裂游离型椎间盘突出纤维环形成的破裂口是否需要同时修复，已成为脊柱外科医师特别是微创脊柱外科医师探究的热点。因为术后复发性椎间盘突出症将会影响患者生活质量，限制其重返工作岗位，并因再手术所带来的一系列问题。而纤维环切口或破裂口是椎间盘内残余退变髓核移出的通道和复发的根源。纤维环切口或破裂口若能获得理想的修复，则术后椎间盘再突出或复发就可得到有效的控制。总之，纤维环切口或破裂口在未获得坚强愈合之前，只要盘内有残余退变髓核组织，就随时有移出致再突出之可能，因此椎间盘突出术后纤维环切口的修复是防止术后复发或降低复发率的重要措施，早期获得坚强的修复更具有临床意义。

八、脊柱显微内镜治疗复发型腰椎间盘突出症的手术标准

（一）适应证

1. 椎间孔镜术后复发型腰椎间盘突出症。

2. 椎间盘镜术后复发型腰椎间盘突出症。

3. 开放术后复发型腰椎间盘突出症。

（二）手术室准备

层流手术间，G 型臂或 C 型臂 X 线机、显微内镜手术系统、术中电生理监测设备。

（三）定位与入路

X 线机定位责任间隙，MED 经椎板间入路进行翻修手术（适用于三种类型的复发型腰椎间盘突出）。

（四）麻醉、体位

腰麻连续硬膜外或全麻（麻醉术式根据实际情况进行选择），将患者置于 Wilson 脊柱手术架上，调整手术床腰桥，使患者腰背部平直或略后弓，并尽量屈髋屈膝、悬空腹部。

（五）手术操作

首先，进行连续硬膜外麻醉或全麻，如预计手术能在 1h 内完成，也可采用腰麻。麻醉成功后。即刻翻身，后将患者置于 Wilson 脊柱手术架或自制手术垫上，调整手术床腰桥，使患者腰部略后弓，并屈髋 45°，屈膝 35°体位、悬空腹部。碘酒、酒精消毒后铺无菌单贴护皮膜，经原切口于患侧紧贴棘突插入克氏针，C 型臂 X 线机透视定位。经原切口切开皮肤、皮下及深筋膜，用手指钝性推剥分离达椎板表面，逐级插入扩张套管，置入工作通道，自由臂固定工作通道并使之与矢状面成角约 15°。连接内镜镜头、光源、成像系统，调焦至视野清晰，再次透视，见工作通道中轴线恰好与拟手术间隙下位椎体上终板重叠。完成

上述步骤后,镜下见瘢痕愈合的表面软组织,交替用双极电凝和带齿髓核钳将上述软组织清理干净,此时可见上椎板下缘、黄韧带,以及下椎板上缘,然后经上椎板下外缘及关节突关节内缘用刮匙及 4~5mm 刀宽直骨刀剥开骨性与黄韧带瘢痕愈合处,用枪钳或 5~6mm 刀宽弧形骨刀切除部分骨缘,即可剥开瘢痕化组织和与之粘连的硬膜囊及神经根,有些情况可将后者分开,如因粘连紧密无法分开,可一并用神经牵开保护器牵开保护后,用髓核钳摘除,再突出间盘或髓核。

完成上述步骤后,用过氧化氢、碘伏原液反复冲洗,观察到神经根已彻底松解,另穿孔置入引流管,逐层缝合切口。对于椎间孔镜术后复发型腰椎间盘突出症,由于进行椎板间入路,避开了原有的工作通道,手术依照 MED 常规手术进行。

(六)注意事项

1. 避开术后粘连区　进行 MED 手术翻修在原切口进行翻修手术,在通道中要尽量避开手术术后粘连区域,为手术的顺利暴露及后续手术的进行奠定基础。

2. 减少术中出血　对于 MED 翻修手术,熟练掌握镜下止血技巧并保持术野清晰,尽量避开原有的粘连区域,是顺利施术并避免损伤神经根的前提。对于明确的小血管损伤出血,可用双极电凝止血,但电极不可深入太深,要精准于出血点。坚决杜绝在血泊中操作。对于渗血常规 MED 手术可用带黑色牵引线棉片或止血纤维蛋白纱布压迫止血,或用神经根拉钩将明胶海绵置于出血处压拉,即可达到压迫止血的目的,术毕常规放引流管。

3. 保留脊柱稳定性　对于复发型腰椎间盘突出症患者,患者已经进行过一次手术,脊柱的稳定性已经受到破坏,所以在翻修手术过程中,要最大程度地保留脊柱的原有结构,保证脊柱的稳定性。

九、脊柱显微内镜辅助下治疗胸腰椎爆裂骨折的手术标准

(一)适应证

胸腰椎爆裂性骨折。

(二)手术室准备

层流手术间,G 型臂机、显微内镜手术系统、术中电生理监测设备。

(三)定位与入路

于病变节段棘突旁开 0.5cm 建立工作通道及连接成像系统,G 型臂下使克氏针定位拟手术节段,透视定位(图 3-9-41)。

(四)麻醉、体位

全麻、俯卧位、腹部悬空置垫、G 型臂体表定位标记,消毒铺巾(图 3-9-42)。

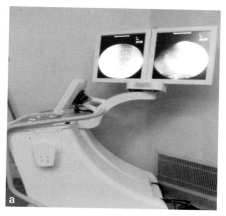

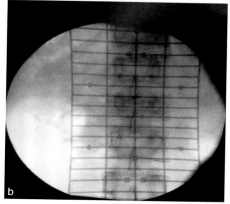
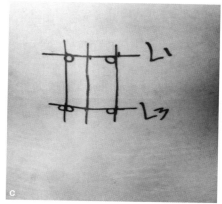

图 3-9-41　胸腰椎爆裂骨折的体表定位
a. 影像系统；b. 透视定位；c. 定位标记

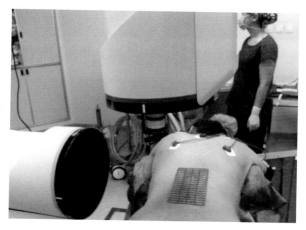

图 3-9-42　胸腰椎爆裂骨折麻醉与体位

（五）手术操作

　　全麻后将患者置于脊柱手术架或自制软垫上，调整手术床腰桥，使患者腰背部平直，并尽量屈髋屈膝 45°、悬空腹部，先用手依据髂脊最高点初步确定拟手术部位，透视标定

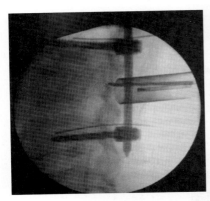

图 3-9-43　置入显微内镜下
椎间盘切除术工作通道

拟融节段椎弓根并标记。碘酒、酒精消毒后铺无菌单贴护皮膜，于病变节段棘突旁开 0.5cm 建立工作通道及连接成像系统克氏针插入拟手术节段，透视定位。然后于伤椎棘突旁 0.5~1.0cm 切开 18mm 的手术切口为中心逐级置管扩张，置入工作通道（图 3-9-43）。

建立工作通道及光源与成像系统，64 倍放大镜下经椎板间入路进入椎管，镜下开窗减压，在神经卫士保护下，保护硬膜囊与神经根，显露椎管内骨块，新鲜骨折用"马蹄凿"将移入椎管内骨块推回椎体内，陈旧骨折用动力磨钻磨除（图 3-9-44）。必要时进行植骨（椎体内腔隙用人工骨粉或医用硫酸钙充填）。最后上下邻椎行经皮椎弓根（自带 5°或 10°偏斜角）螺钉内固定，伤椎亦可酌情短钉固定（图 3-9-45），放置引流管，逐层缝合手术切口。

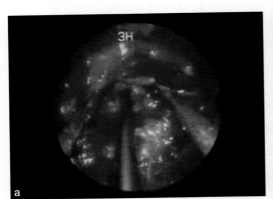
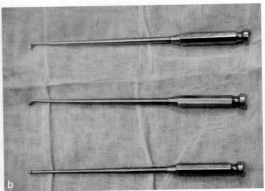

图 3-9-44　镜下椎管减压（a），用马蹄凿（b）将突入椎管骨块回纳

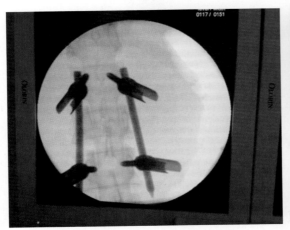
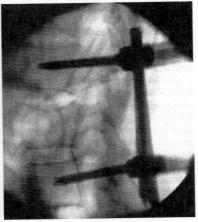

图 3-9-45　角度钉张开、轴向撑开、伤椎复位

（六）注意事项

1. MED 手术 64 倍成像,视野清晰,操作精细,需要精湛的 MED 技术缩短学习曲线。

2. MED 手术同心圆逐级扩张,需要操作精细,减少对肌肉及脊神经背内侧支损伤。

3. 需要精良的影像设备,最好是 G 型臂 X 线机,在其辅助下,2~3min 可完成 1 枚椎弓根钉植入。X 线监视下,体表定位标记,椎弓根正位影像左侧 10 点右侧 2 点,侧位影像椎弓根中份穿刺进入,宁上勿下、宁外勿内、宁浅勿深。

4. 皮肤切口选择:距棘突旁开症状侧 1cm,与皮纹一致横切口,经皮椎弓根切口 10mm,MED 工作通道切口 16mm。这样使切口不会与钉道切口联合,与皮纹一致,且美观。

5. 术中切除所取得骨质不能满足椎间植骨的用量,需取自体髂骨或异体骨补充。

6. 神经卫士小巧玲珑,通道内可放置多把,原位栅栏保护,不产生过度牵拉。

7. 术中神经电生理监测系统,监测术后神经情况,在椎管内骨性占位减压术中具有重要意义。

（李树文　赵　健　徐　翔）

第四章 术中神经电生理监测在脊柱
显微内镜手术中的应用

随着现代脊柱微创外科技术的迅猛发展以及对脊柱退变性疾病的深入研究,新的治疗理念和手术方式不断涌现,如脊柱微创椎间盘镜技术、椎间孔镜技术及镜下融合技术的发展及应用,已大大减少了手术创伤,避免了对脊柱正常结构的破坏,极大地维持了脊柱的力学稳定,有效降低了手术相关并发症的发生率,取得了良好的治疗效果。而临床术中神经电生理监测技术已经广泛应用于神经外科、心脏外科、耳鼻喉科以及脊柱矫形外科领域,取得了良好的效果,大大提高了手术的安全性及可靠性。近年,部分电生理医师及微创脊柱外科医师将神经电生理技术引入脊柱微创外科领域,以此进一步提升脊柱微创技术的准确性、安全性、有效性及微创性。

临床术中神经电生理监测(intraoperative neuromonitoring, INOM)是监测术中神经系统的功能,维护手术的安全性、有效性,尽早发现安全隐患,减少神经相关并发症的发生。其检测内容主要包括:躯体感觉神经诱发电位监测技术、运动神经传导系统的手术监测、肌电图神经根监测、脑干听觉诱发电位监测等。

第一节 神经电生理技术的
基本原理及应用

诱发电位是人体的中枢神经系统在接受外部的刺激,从而产生相关生物电活动,可表明中枢神经系统功能的完整性。常见的诱发电位包括体感诱发电位(somatosensory evoked potential, SEP)、运动诱发电位(motor evoked potential, MEP)、视觉诱发电位(visual evoked potential, VEP)、听觉诱发电位(auditory evoked potential, AEP)等,其中SEP及MEP广泛应用于脊柱脊髓相关手术监测。

一、体感诱发电位（SEP）基本原理及应用

SEP 是大脑感受外界体感刺激产生的生物电反应，是较早应用于外科手术监测的技术。

基本原理是经皮肤刺激或电刺激作用于四肢外周神经的末端，如腕部正中神经、尺神经、内踝部的胫后神经，刺激所产生的神经兴奋经外周神经上传到脊髓、脑干，经丘脑交叉传到大脑皮层感受区，在神经干及中枢神经系统即可记录相应的电位，即体感诱发电位。在整个传导通路上的不同部位放置记录电极，所记录的神经传导信号经过监测仪信号放大后的可得到 SEP 波形。可用来检测脊柱手术中中枢神经系统 - 脊髓在经历缺血和损伤风险时的功能完整性。

二、运动诱发电位（MEP）基本原理及应用

MEP 是通过大脑皮层运动区进行刺激，产生的神经冲动经延髓椎体交叉到对侧，部分通过脊髓侧索的皮质脊髓侧束向下传递，之后传导至相应脊髓前角运动细胞，沿着脊神经分布外周神经至肌肉，另外一部分延髓传出的电信号，沿脊髓前索下降，在脊髓前束中交叉到对侧前角运动细胞。总之，MEP 是反映皮质脊髓束运动功能状态的一项技术，直接反映了脊柱外科医师最为关心的问题——手术是否影响了运动功能。

三、术中肌电图监测原理

观察肌肉中自发产生的或随意收缩所引起的动作电位并将肌肉电活动记录的方法，即肌电图描记法。所描记的肌电波形即是肌电图（electromyogram，EMG）。术中肌电图监测目的是通过记录肌肉收缩的情况，了解支配该组肌肉的神经功能是否因手术操作而受到影响。术中肌电图的监测包括自发性肌电图及激发性肌电图。

自由肌电图（free-EMG）是指在正常状态下，表面电极或针电极可连续记录肌肉静息电活动，此时所记录的肌电图波形为"平线"，当术中操作对神经造成机械性刺激时，其所支配的肌肉就会产生动作电位而收缩。

激发性肌电图（tEMG）是指有目的的使用电刺激外周或脊髓神经根的方法，使得神经所支配的肌肉收缩，并通过肌电图描记的记录结果。

第二节 多种术中神经电生理监测模式的联合应用

多模式的神经电生理的监测,是手术医师及电生理监测人员根据所行脊柱脊髓手术的目的、复杂程度及手术风险,进行运动传导通路、感觉传导通路及神经根监测,尽可能降低脊柱手术的风险。多模式联合监测依赖于各种监测技术的特异性优势,能够更全面、准确地评估脊髓或者神经根功能的完整性,当 SEP、MEP 联合 EMG 时,从皮层到脊髓、神经根、外周神经和肌肉的完整神经系统的功能得到实时监测,及时提醒术中潜在手术风险,避免脊髓、神经功能受到的损伤,有效提高预后效果。

对于微创脊柱外科技术而言,常见的手术包括显微内镜下的颈椎间盘摘除术、颈椎椎管扩大减压术、颈椎融合术、胸椎管扩大减压间盘摘除术、腰椎椎管扩大减压间盘摘除术、腰椎融合术以及脊柱骨折内固定等,因此根据手术部位、节段及复杂危险程度,选择不同的监护模式联合应用至关重要。

颈椎和胸椎手术中,手术风险较高,保护脊髓的完整性至关重要,稍不留神,后果严重。SEP 的敏感性为 52%,特异性为 100%,然而 MEP 的敏感性和特异性分别是 100% 和 96%;二者联合监测能够最大限度地降低假阳性率发生率。与此同时,术中 free-EMG 监测可大大降低脊神经根的损伤,因此可以组成 MEP 加 SEP 加 free-EMG 的多模式联合监测。

腰椎手术中,主要监测神经根的功能完整性,free-EMG 是最佳选择,可实时、准确反映神经根的功能,如在显微内镜下腰椎管扩大减压、腰椎间盘摘除椎间植骨融合术以及椎间孔镜下椎间盘摘除术中,神经根功能的实时监测可直接反映手术操作的安全性,辅以SEP,tEMG 的多模态监测可有效提高神经根监测的灵敏性和特异性,显著提高腰椎手术的安全性。

对于脊柱融合或脊柱骨折椎弓根螺钉内固定技术时,使用金属椎弓根螺钉植入椎体,关键问题是如何保证所植入的金属螺钉能恰当地完全处于椎弓根及椎体中,而不伤及脊髓和神经根。如果螺钉穿出椎弓根,不慎植入椎管内或椎间孔内,就会造成医源性神经根刺激症状和损伤。临床判断螺钉植入是否正确的传统方法是利用手术室 X 线透视观察椎弓根螺钉植入的位置,但只能提供二维图形,准确率较低,有部分植入的螺钉不能通过X 线摄影诊断。神经电生理监测电刺激诱发 EMG,是将刺激电极置于钉道内或螺钉上,若椎弓根壁完整,则可阻止一定强度的电流通过,电流无法激神经根,则无法诱发 EMG;若植入螺钉时椎弓根壁骨折,低度电流即可穿过椎弓根壁刺激对应的神经根,从而引发相应肌肉收缩,诱发 EMG。在螺钉植入过程中,在神经探子或螺钉上加以持续刺激,一旦探子或螺钉突破椎弓根,即可检测到电反应,实时监控,及时提醒术者,大大降低神经根损伤发生率。

第三节　术中神经电生理监测技术降低脊柱手术神经损伤风险的影响因素

术中神经电生理监测技术可使脊柱外科手术神经损伤的风险降低,但监测过程及结果受多种因素综合影响,如麻醉药物选择、麻醉深度、手术电刀、电凝等电流干扰、加热毯、吸引器,以及患者体温变化等,同时也与手术医师的操作有关。这些因素影响较大时会出现各种监测报警,其中多数是由非手术因素造成的"假阳性"事件。在进行脊柱外科手术神经电生理监测时,应尽量减少这些"假阳性"情况的出现,提高监测的准确性,使手术的效率和安全性得到保障。

一、麻醉方式及药物

在脊柱外科手术中,SEP 信号受多因素的影响,患者身体生理、血压、温度或心率的变化均会使得 SEP 变化。核心温度的降低会造成 SEP 幅值降低及潜伏期延长。术中麻醉对 SEP 的影响也较大。

单一的吸入麻醉或者全静脉麻醉使用较少,麻醉医师多采取使用多种药物的静脉 – 吸入复合麻醉。常规多采用短效静脉麻醉药,如丙泊酚等烷基酸类药物,以及舒芬太尼、瑞芬太尼等阿片受体激动剂联合应用。研究表明,当使用丙泊酚时,诱发电位相对于药物剂量的变化存在滞后效应,即当药物剂量使用增加时,诱发电位的延迟期均明显缩短,且运动诱发电位对丙泊酚剂量的变化更为敏感。

骨骼肌松弛水平对体感诱发电位影响不大,但对运动诱发电位有相对较大的影响。肌源性 MEP 会受到神经肌肉水平阻断的影响,行肌源性 MEP 监测时尽量不要使用骨骼肌松弛药,但这样做会影响手术进行,可在行肌源性 MEP 时将神经肌肉阻滞的强度稳定在严格四次成串刺激(TOF)的 T1 的 45%~55% 水平。

麻醉方式:异丙酚和阿片类药物为基础的全凭静脉麻醉是神经电生理监测的首选,应保持药物浓度的稳定,避免药物浓度急剧变化。

二、其他生理因素

1. 体温　低温可延长 SEP 的潜伏期和中心传导速度。低温对 MEP 的影响在于一方面可使 MEP 的振幅降低,潜伏期延长,当温度低于 28℃时脊髓 MEP 不能记录到;另一方面,低温可使麻醉药物的作用效能发生改变从而影响 MEP。

2. 血供　在行脊柱外科手术时,术中操作可能会损伤重要的血管,出血严重,血容量下降,导致脊髓血供不足,而且侧支循环无法完全代偿。此外,术中患者的血压过低也会造成脊髓缺血,进而导致脊髓损伤。脊髓缺血对于神经电生理监测的影响也是不可忽视的。

3. 低氧血症　中度低氧时不会对人体 SEP 产生影响,但严重的缺氧或中枢系统缺血导致缺氧,会使 SEP 振幅降低,潜伏期延长,导致皮层 SEP 消失。极度缺氧也会使 MEP 波形消失。

4. 其他因素　术中患者呼吸功能受抑制、二氧化碳分压水平、术中电磁场干扰等均会对电生理监测造成影响。此外,植入心脏起搏器是监测 MEP 的禁忌证。

（孟格栋）

第五章 脊柱显微内镜手术围术期康复与护理

第一节 颈椎疾病显微内镜手术围术期康复与护理

一、术前护理

（一）护理评估

1. 健康史

（1）一般资料：年龄、性别、职业、身高、体重、民族、营养状况。

（2）既往史：是否有先天性疾病；有无颈部外伤、慢性损伤史及手术史等。

（3）跌倒史：是否有过眩晕、腿脚无力跌倒等。

（4）家族史：家族中有无类似病史。

（5）用药史：近期是否用过阿司匹林、利血平、硫酸氢氯吡格雷等对手术有影响的药物。

（6）过敏史：询问有无过敏的药物、食物、其他物质。

（7）传染病史：有无肝炎、结核、性病、疫区生活及疫源动物接触史。

（8）精神病史：有无精神疾病史，如抑郁症等。

2. 身体状况

（1）局部：疼痛的部位、性质，诱发、加重疼痛的因素，缓解的措施及效果；四肢的感觉、活动、肌力、反射异常及躯干部是否存在紧束感。

（2）全身：意识状态和生命体征，有无大小便失控或失禁现象。

（3）辅助检查：了解患者的实验室检查及 X 线片、CT、MRI 等检查结果，以判断病情、可能采取的治疗护理措施。

3. 社会、心理状况　了解患者及家属对该病及手术的认识程度、心理状态、期望值及家庭支持系统的情况，有无心理障碍等。

4. 评估工具　利用评定量表，了解患者的身体状况。如日常生活能力评定（表 5-1-1）、压疮风险评估（表 5-1-2）、跌倒评分（表 5-1-3）、疼痛评估（表 5-1-4）等。

表 5-1-1 Barthel 指数评定量表（根据患者的实际情况,在每个项目对应的得分上画"√"）

项目	完全受限	需部分帮助	需极大帮助	完全依赖	项目	完全受限	需部分帮助	需极大帮助	完全依赖
进食	10	5	0	—	小便	10	5	0	—
洗澡	5	0	—	—	如厕	10	5	0	—
修饰	5	0	—	—	转移	15	10	5	0
穿衣	10	5	0	—	行走	15	10	5	0
大便	10	5	0	—	上下楼	10	5	0	—

□重度依赖≤40 分　□中度依赖 40~60 分　□轻度依赖 61~99 分　□无需依赖 100 分

注:1. 此评定为患者入院的必需,病情有变化时需再次评估,病危时每日评估。

2. 100 分无需再评估;61~99 分,1 周评估 1 次;41~60 分,3d 评估 1 次;≤40 分,每日评估。

3. 100 分无需照护;61~99 分,少部分需人照护,41~60 分,大部分需他人照护;≤40 分,全部需要他人照护。

表 5-1-2 Barden 压疮风险评估表

标准	1 分	2 分	3 分	4 分	分值	危险程度	记录
感知	完全受限	非常受限	轻度受限	没有改变	□>18	零风险	常规记录
潮湿	持久潮湿	非常潮湿	偶尔潮湿	很少潮湿	□15~18	低危	压疮评估单每周评 1 次
活动	卧床不起	局限轮椅	偶尔步行	经常步行	□13~14	中危	压疮评估单每周评 2 次
移动	完全受限	严重受限	轻度受限	不受限	□10~12	高危	压疮评估单每日评 1 次
营养	重度不足	可能不足	营养适当	营养良好	□≤9	极高危	压疮评估单每班评估
摩擦和剪切力	存在问题	潜在问题	无问题		□带入压疮　填写压疮上报单报护理部		

表 5-1-3 Morse 跌倒评估量表

项目	评分标准
最近 3 个月内有无跌倒	□否 =0 分　□是 =25 分
两个或两个以上疾病诊断	□否 =0 分　□是 =15 分
步行时需要帮助	□否 =0 分　□轮椅、平车 =0 分　□拐杖、助步架、手杖 =15 分
接受药物治疗★	□否 =0 分　□是 =20 分
步态 / 移动	□正常、卧床不能移动 =0 分　□虚弱 =10 分　□严重虚弱 =20 分
精神状态	□自主行为能力 =0 分　□无控制能力 =15 分

危险程度	分值	措施	★常见引起跌倒的药物:镇静药、催眠药、抗抑郁药、抗高血压药、抑制神经药、抗心律失常药、扩血管药、非类固醇抗惊厥药、利尿药、止痛药
零危险	□0~24 分	一般护理措施	
低度危险	□25~45 分	□活动时陪伴　□穿防滑鞋　□呼叫系统通畅　□光线充足　□地面无积水	
高度危险	□>45 分	□床头标记　□专人陪护　□加强巡视　□使用床档　□必要时使用约束	

表 5-1-4　面部表情疼痛量表（在相应的疼痛强度内画 "√"）

□0	□2	□4	□6	□8	□10
无痛	有点痛	轻微疼痛	疼痛明显	疼痛严重	剧烈疼痛

疼痛部位：1.＿＿＿　2.＿＿＿　3.＿＿＿　4.＿＿＿　5.＿＿＿
疼痛情况：□周期性疼痛　□间歇性疼痛　□持续疼痛　□逐渐加强　□活动性疼痛　□其他
疼痛性质：□刀割样疼痛　□烧灼痛　□绞痛　□放射痛　□刺痛　□胀痛　□酸痛

（二）常见护理诊断

1. 疼痛　与神经、血管受压或刺激有关。

2. 紧张　与担心手术风险及效果有关。

3. 自理能力缺陷综合征　与疼痛、活动受限有关。

4. 知识缺乏　缺乏对疾病、微创手术等相关知识的了解。

5. 有受伤的危险　与肢体无力及眩晕有关。

（三）护理措施

1. 常规宣教及有效沟通　针对影响手术及手术效果的因素进行宣教沟通,对发热、血压、心率、血糖、白细胞、血红蛋白异常,以及长期服用抗凝药物的患者应严密监测,待结果符合手术指征后安排手术。绝对戒烟酒。

2. 常规监测　生命体征、血氧饱和度、血糖等,准确无误地进行记录。

3. 心理护理　耐心讲解疾病发生原因、转归及治疗护理过程,解除患者心理疑虑。

4. 缓解疼痛　根据情况可以给予颈围领制动颈部、牵引、理疗、封闭等治疗,必要时使用镇痛剂。

5. 训练床上大小便　术前 3d 开始,指导患者在床上排便,以克服术后因体位及心理作用导致尿潴留及便秘。预防因排便困难引起腹胀、便秘、梗阻、结石等并发症。

6. 气管、食管移位训练　颈前路手术的患者术前 3~5d 开始指导患者用示、中、环指将颈部手术侧内脏鞘与血管神经鞘间隙处持续地向非手术侧推移（图 5-1-1）。开始时 10~20min/ 次, 3 次 /d,以后逐渐增至 30~60min/ 次, 3 次 /d。通常由右向左推移,循序渐进,持续时间逐渐增加,预防术后器官组织痉挛、水肿甚至窒息。

7. 肺功能训练　术前 3d 开始,吹气球或使用呼吸功能训练器进行肺功能训练（图 5-1-2）,采用深吸慢呼的方法,扩张肺泡,改善肺换气功能,从而提高血氧饱和度。促进组织换气,预防术后肺不张、肺水肿、肺部感染,尤其是老年心肺功能较差的患者。

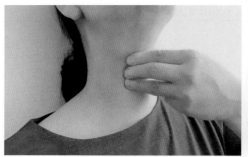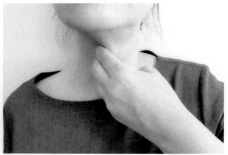

图 5-1-1　气管推移训练

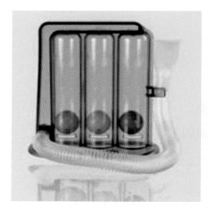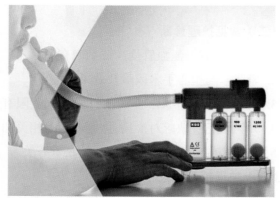

图 5-1-2　肺功能训练

方法:4~6 次 /d,15min/ 次,从 500ml 开始练起,每日给自己定一个小目标,循序渐进。正常成人深吸气量为 1 900~2 600ml,术后要求成人达到 1 000ml 以上。

8. 监测心率　窦性心动过缓者,经运动试验心率仍低于 60 次 /min 者,需做阿托品试验,阿托品试验阴性,方可手术。

9. 手术体位训练　后路手术的患者为了适应术中较长时间的俯卧位,术前 3d 指导患者俯卧位或放置海绵头圈,老年及心肺功能差的患者应在心电监护下进行。开始时持续 30~40min,以后增至 1~2h(图 5-1-3)。

10. 皮肤准备　术前剃头,皮肤清洁,做好个人卫生,不化妆、涂口红、染指甲,以免影响术中观察生命体征。

11. 术日准备　患者空腹、摘掉首饰、义齿,遵医嘱留置尿管、更衣、监测生命体征、血糖,携带影像资料、颈围领入手术室。

12. 术前遵医嘱给药

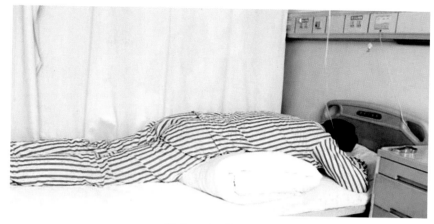

图 5-1-3 体位训练

二、术后康复与护理

（一）常规护理

1. 局麻或全麻常规护理 备麻醉床、全麻盘、气切包、吸痰器等急救设备。

2. 搬运 采用三人搬运法平托患者。

3. 体位 术后去枕平卧位，颈部颈围领制动。

4. 翻身 术后每隔 1~2h 翻身 1 次，方法：一人负责保护患者的头颈部，另一人的一只手放在患者肩部，另一只手扶患者髋部，两人动作协调，保持作用力在同一直线上，行轴式翻身。同时，翻身时动作轻柔，幅度要小。翻身后应垫一薄枕在患者头部，高度大约为同侧耳垂至肩的距离，避免颈部过度扭曲用力（图 5-1-4）。

5. 密切监测生命体征 特别注意观察呼吸情况。

6. 术区观察 局部切口渗出情况、有无肿胀、疼痛、声音有无嘶哑等。

7. 管路护理 置引流装置者，要密切观察引流液的颜色、性质、量，避免引流管折叠、扭曲、滑脱。粘贴管道标识，准确填写管道名称、置管日期，床位悬挂标识卡。

8. 神经感觉恢复情况 检查四肢运动、肌力及感觉的变化。

9. 饮食护理 术后 6h 进食水，刚开始患者可能出现吞咽时咽喉部疼痛，所以喝水时选用管径细一些的饮水管，先进流食，吞咽时动作要慢，防止呛咳，一般术后 24~72h 后，咽喉部水肿反应消退，症状减轻。

10. 疼痛护理 根据疼痛评分、性质、类别，给予相应的措施。采用自控镇痛泵、口服、肌内注射、静脉等多模式个体化的给药方式。

11. 排泄护理 留置尿管者观察尿液颜色、量、性质并记录，避免管路受阻、脱出，每日给予会阴护理、膀胱冲洗各两次，保持其无菌性及密闭性。未留尿管者，观察其排尿情况。

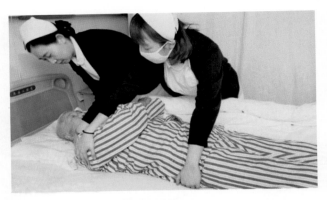

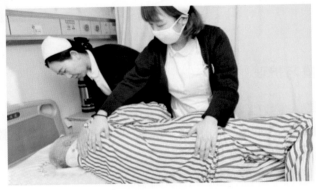

图 5-1-4　轴式翻身

12. 睡眠护理　创造良好的睡眠环境,必要时服用安眠药,保证睡眠质量。

（二）并发症的观察与护理

1. 窒息　颈前路手术易使气管黏膜受损水肿,引起呼吸困难,多于术后 1~3d 发生,一旦患者出现呼吸费力,张口状急迫呼吸,应答迟疑、口唇发绀,进行性呼吸困难,应立即通知医师,做好气管切开及再次手术准备。

2. 切口深部血肿　颈前路手术出血量大、引流不畅时,可压迫气管导致呼吸困难甚至危及生命。颈深部血肿多见于术后当日,尤其是术后 12h 内。如 24h 出血量超过 200ml,检查是否有活动性出血,注意观察颈部情况,检查颈部软组织的张力。若发现患者颈部明显肿胀,并出现呼吸困难、烦躁、发绀等表现时,立即报告医师并协助拆除缝线、清除血肿。若血肿清除后呼吸仍不改善应实施气管切开术。血肿压迫所致的运动障碍及大小便功能障碍考虑为脊髓受压,应立即向医师汇报,配合做好紧急处理。

3. 脑脊液漏　注意观察生命体征、伤口敷料及引流液,若引流量多且较清亮,考虑有脑脊液漏发生,应及时报告医师处理。

4. 喉上神经、喉返神经损伤　若患者出现声音嘶哑,饮水呛咳,考虑神经损伤,手术牵拉所致的神经损伤多为可逆的,一般在术后 1~2d 内明显好转或消失。

5. 肺不张、肺梗死　患者出现呼吸困难、胸痛、咯血、血氧饱和度降低时,应考虑为肺不张、肺梗死,应立即配合医师做好抢救措施。

(三)康复指导

1. 鼓励患者最大程度的自主运动　一般术后 1d,开始进行身体各关节的主被动功能锻炼,如握拳、松拳动作、踝泵锻炼、股四头肌锻炼。

2. 床上运动　指导四肢屈伸运动、直腿抬高运动、屈膝屈髋运动、全身肌肉按摩,以增强肢体肌肉力量,防止肌肉萎缩及关节僵硬等。

3. 颈部保护及肌肉活动度的训练　视病情一般术后 1 周开始做颈部的前屈、后伸、侧屈、侧转运动,注意配合呼吸缓慢进行。

4. 下地活动时间　术后 3~5d,引流管拔除后,戴颈围领下地活动,预防体位性低血压导致跌倒。方法:戴好颈围领后翻身侧睡,再以手臂的力量将上身撑起来,双腿垂放于床边坐起,待适应且无眩晕感后,再慢慢地站起来,上床则依前述反向执行(图 5-1-5)。避免仰卧位起床,以防头部过伸。

5. 坐位和站立位平稳训练及日常能力训练。

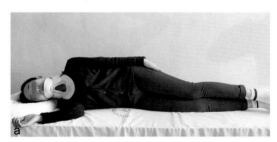
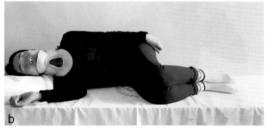
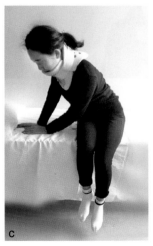
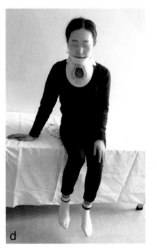

图 5-1-5　下床方法。按 a~d 顺序所示进行

（四）延续性护理

1. 保持良好的心态　首先要为颈椎病患者消除其悲观、急躁情绪，树立战胜疾病的信心。良好的心理状态，有助于术后更好的康复。

2. 合理调整饮食、排泄、睡眠，避免刺激性食物。

3. 纠正日常生活、工作、休息时头颈肩的不良姿势，保持颈部平直。

4. 选择正确的睡眠体位和适当的枕头　睡眠时，保持颈、胸、腰部自然屈度，髋膝部略屈曲为佳，枕头应选择中间低、两端高透气性好的长度超过肩宽 10~16cm，高度以头颈部压下后保持一拳头高度为宜。

5. 避免颈肩部的外伤，避免颈部受凉、受力。

6. 加强功能锻炼　长期伏案工作者，应定期远视，起身活动，坚持全身特别是颈肩部的功能锻炼，维持颈椎的稳定性，预防颈椎病的发生或加重。

7. 术后 3 个月，去除颈围领　可按"米"字操进行 8 个方向运动训练（图 5-1-6），动作不要引起疼痛不适。以增强颈部肌肉力量。

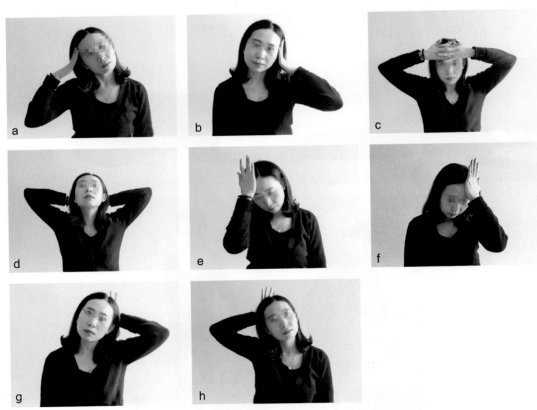

图 5-1-6　"米"字操。按 a~f 方向所示进行

第二节　胸椎疾病显微内镜手术围术期康复与护理

一、术前护理

（一）护理评估

1. 健康史

（1）一般资料：年龄、性别、职业、学历、身高、体重、民族、营养状况。

（2）既往史：是否有先天性脊柱疾病；有无胸背部外伤、慢性损伤史及手术史。

（3）家族史：家族中有无类似病史。

（4）用药史：近期是否用过阿司匹林、利血平、硫酸氢氯吡格雷、激素等影响手术的药物。

（5）过敏史：询问有无过敏的药物、食物、其他物质。

（6）传染病史：有无肝炎、结核、性病、疫区生活及动物接触史。

2. 身体状况

（1）症状：只单侧神经根受压，无脊髓受压症状，表现为剧烈疼痛，早期多表现为非特异性胸背痛，随病情进展，疼痛呈放射性，屈颈或腹压增加时疼痛加剧。随受累神经根的高低不同，疼痛分布区也不同，多呈束带状分布于胸腹，有时放射到下肢。当压迫脊髓时，临床首先出现运动功能障碍，同时存在疼痛及感觉异常，有时出现截瘫。

（2）体征：胸背部、下肢的感觉、运动和反射情况，有脊髓受压征象，评估时应两侧对比。

（3）辅助检查：患者的各项辅助检查结果是否正常。

3. 心理 – 社会支持状况　了解患者及家属对该病及手术的认识程度、心理状态、期望值，及家庭支持系统的情况，有无心理障碍等。

4. 评估工具　利用评定量表（详见本章第一节），了解患者的身体状况。

（二）常见护理诊断

1. 疼痛　与神经、脊髓受压有关。

2. 个人应对无效　与疼痛生活不能自理有关。

3. 知识缺乏　与缺乏疾病相关知识有关。

4. 有皮肤完整性受损的危险　与感觉异常、强迫体位有关。

5. 潜在并发症　脑脊液漏、椎间隙感染、截瘫。

（三）护理措施

1. **疼痛护理**　因疼痛影响睡眠时,遵医嘱给予口服非甾体类抗炎药物、外用镇痛消炎药膏,理疗等缓解疼痛,若疼痛严重,评分大于 7 分,则采用联合用药。

2. **健康教育**　病室通风,空气新鲜,使患者尽快熟悉病房环境,因肢体感觉运动功能差,告知注意事项,做好安全提示,禁止使用热水袋,预防烫伤、跌倒等意外发生。禁止吸烟、饮酒。

3. **饮食护理**　进食清淡、易消化、营养丰富的食物。术前 12h 禁食水。

4. **心理护理**　入院后帮助患者保持平和心态,对患者的疑虑给予耐心细致的解释,介绍微创技术的优越性、安全性、先进性。和患者沟通,了解其心理,介绍相关疾病知识、手术难度及专家的经验,胸椎疾病发病率低,治疗难度大,使其建立正确的期望值。

5. **手术体位耐受训练**　术前指导患者适应手术体位,根据手术时间长短进行训练。

6. **肺功能训练**　老年患者术前 3d 开始,使用呼吸功能训练器,采用深吸慢呼的缩唇呼吸方法(图 5-2-1),扩张肺泡,改善肺换气功能,从而提高血氧饱和度。促进组织换气,预防术后肺不张、肺水肿、肺部感染。

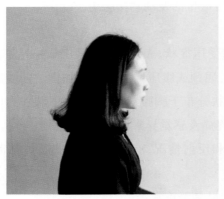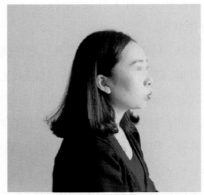

图 5-2-1　缩唇呼吸方法

7. **排泄护理**　术前训练床上大小便,克服心理障碍,便秘患者服用缓泻剂或使用开塞露辅助排便,必要时灌肠。

8. **睡眠护理**　创造良好睡眠环境,必要时使用安眠药物,保证良好的睡眠。

9. **皮肤准备**　协助患者进行全身清洁,确保"三短六洁",不化妆、涂口红、染指甲,以免影响术中观察生命体征。术区正确标识。

10. 备好合适的胸部支具。

11. **术日准备**　患者空腹、摘掉首饰、义齿,更衣、监测生命体征、血糖,遵医嘱按时给予术前用药。携带影像资料进手术室。

二、术后康复与护理

（一）常规护理

1. 常规麻醉术后护理。

2. 生命体征的观察 密切观察记录生命体征,血氧饱和度及呼吸功能。认真听取患者主诉。

3. 皮肤护理 保持皮肤清洁、干燥,每隔 2h 进行轴式翻身,保持肩臀在同一轴线上,避免扭曲,定时按摩受压部位。

4. 术区的观察 术区是否有渗血、渗液,准确记录渗出物的色、量、质等,观察是否有引流装置。

5. 管路护理 粘贴管道标识,准确填写管道名称、置管日期,床位悬挂标识卡,告知家属及患者注意事项,保持引流通畅,避免受压、反折、扭曲、堵塞等。定时挤压引流管,严密观察并记录色、量、质,更换管路时要严格执行操作规程。

6. 脊髓神经功能观察 观察双下肢的感觉运动情况以及感觉平面。

7. 疼痛护理 评估、识别疼痛性质、类别,给予相应的措施。疼痛评分≤3 分时给予物理疗法,理疗、听音乐等转移注意力,疼痛评分 4~7 分时,给予物理与药物相结合的方法治疗,若疼痛评分 >7 分时,给予多模式、个体化的镇痛方式。

8. 饮食护理 术后进食清淡易消化食物。

9. 排泄护理 留置尿管者观察尿液色、量、性质并记录,避免管路受阻、脱出,保持其无菌性及密闭性。未留尿管者,观察其排尿情况。大便时勿用便盆,避免腰部弯曲。对 3d 以上未排便者,使用开塞露或灌肠辅助排便。

10. 睡眠护理 创造良好的睡眠环境,必要时服用安眠药,保证睡眠质量。

（二）并发症的观察及护理

1. 深部血肿 微创手术的发生率极低,一般血肿发生在术后 2h 内,表现术后迟发的、渐进性的下肢神经损害症状加重,一旦发现,应立即协助医师对患者进行切口血肿探查,清除血肿。

2. 脑脊液漏 术后观察切口敷料渗出的情况及引流液的色、量、质,如每日敷料渗出量比平时多且为淡黄色,引流液为淡黄色清亮液体,患者出现头痛、恶心、呕吐等症状,应考虑发生脑脊液漏,需立即通知医师处理;同时垫高床位去枕俯卧或平卧 7~10d,监测及补充电解质;遵医嘱使用抗生素预防颅内感染发生。必要时进行手术探查。

3. 脊随或神经根损伤 多发生在 24h 之内,观察患者双下肢的感觉运动情况,如发现患者出现脊髓神经受损加重表现,遵医嘱立即予以脱水、激素、营养神经类药物治疗。

4. **深静脉血栓的观察**　凝血功能异常者、血液的高凝状态、肥胖以及老年合并高血压、高血脂、糖尿病、心肺功能不全、吸烟的患者属血栓好发的高危人群,应引起足够的重视。如出现双下肢或一侧下肢肿胀明显、肤色暗红、感觉麻木疼痛或腓肠肌牵拉痛等应考虑为深静脉血栓。

5. **椎间隙感染**　椎间隙感染也称椎间盘炎,一般发生在术后 1 周之内。表现为胸背部痛加重为主伴有下肢的放射痛加重或轻微刺激即可诱发腰部剧烈疼痛,震床试验阳性。

6. **腹胀、便秘**　由于麻醉或病情变化(腹膜后血肿),患者术后可能发生腹胀、便秘,常规的物理治疗无效时,可采用肛门注入开塞露,必要时行肛管排气灌肠、服用促进肠蠕动药物。

7. **尿路感染**　术后卧床患者或留置尿管患者,严格预防感染。少量多次饮水,每日饮水量大于 2 000ml,每日给予膀胱冲洗、会阴护理两次,尿袋严禁高于膀胱水平,避免反流。

(三)康复指导

原则:因人而异,循序渐进。

1. **术后麻醉恢复后开始**　踝泵功能训练,预防下肢静脉血栓的形成。

(1)双足背伸、跖屈运动:40~50 个 / 次,4 次 /d,餐后进行,持续 2~3 个月。

(2)双足内、外旋运动。

(3)双大腿股四头肌等长收缩、舒张运动。

2. **术后 1d 开始**　双上肢扩胸运动、缩唇呼吸,继续肺功能训练,以增加肺活量和氧饱和度。

3. **术后 3d 开始**　单侧下肢交替屈膝屈髋运动,30 个 / 次,4 次 /d,餐后进行。 1 周后双下肢同时进行屈膝屈髋,双足不着床,在空中运动,由少到多。循序渐进,持续 2~3 个月。

4. **术后 7d 开始**　双下肢交替直腿抬高运动,要求抬高时膝关节保持伸直状态,抬高角度由低到高,逐次递增,由 30° 递增至 70°。不可用力猛抬,否则会出现神经牵拉而导致双下肢疼痛、麻木,10~15 个 / 次,3 次 /d,共 3 周。

5. **术后 8d 开始做腰背肌功能训练**

(1)5 点支撑式:仰卧位,头枕部,双肘部,双足(屈膝屈髋)着床,用力将躯干抬起,臀部离床,侧位观呈拱形,3 次 /d,个数由少到多,5~30 个 / 次,逐渐增加。

(2)飞燕式:俯卧位,以腹部着床为支点,头颈、躯干和四肢向后伸展,3 次 /d,由少至多,5~20 个 / 次,持续 6~8 周。

6. **下床指导**　术后 3d 在医师指导下佩戴胸部支具下床活动,根据病情及个体差异可适当缩短或延长卧床时间。下床时预防体位性低血压的发生,做好健康教育、安全指导、预防跌倒。

（四）延续性护理

1. 日常生活中尽量减少负重,搬重物时采用正确的姿势。出院后 3 个月内禁止拎重物,下蹲拾物。6 个月内避免腰部负重,特别是弯腰搬重物。

2. 坐位时尽量采取有靠背垫的椅子,禁止坐软沙发。避免剧烈活动,如蛙跳、打球、乘车颠簸等。

3. 避免久坐,出院第 1 个月,每次保持坐位 <30min,可以多次少坐,卧、坐、站交替。第 2 个月,每次保持坐位 <60min,第 3 个月坐时可视腰腿感觉情况而定,适当延长。卧位时椎间盘承受的压力比站立时降低 50%,故卧床休息可减轻负重和体重对椎间盘的压力,避免复发。

4. 术后佩戴支具 3 个月,术后 3 个月、半年门诊复查,如有不适随时复诊。

第三节　腰椎疾病显微内镜手术围术期康复与护理

一、术前护理

（一）护理评估

1. 健康史

（1）一般资料:年龄、性别、职业、身高、体重、民族、营养状况。

（2）既往史:是否有先天性椎间盘疾病;有无腰部外伤、慢性损伤史;是否做过腰部手术;是否做过其他手术。

（3）家族史:家族中有无类似病史。

（4）用药史:近期是否服用过阿司匹林、利血平、硫酸氢氯吡格雷、激素等药物。

（5）过敏史:询问有无过敏的药物、食物、其他物质。

（6）传染病史:有无肝炎、结核、性病、疫区生活及疫源动物接触史。

2. 身体状况

（1）症状:疼痛的部位、性质,诱发及加重的因素,缓解疼痛的措施及效果。评估本次患者发作后的治疗情况,是否接受过其他治疗。

（2）体征:腰部、下肢的感觉、运动和反射情况,有无马尾神经受压征象,评估时应两侧对比。

（3）辅助检查:患者的各项辅助检查结果是否正常。

3. 心理－社会支持状况　了解患者及家属对该病及手术的认识程度、心理状态、期望值,及家庭支持系统的情况,有无心理障碍等。

(二)常见护理诊断

1. 疼痛 与神经受压、组织缺血缺氧有关。

2. 躯体移动障碍 与疼痛有关。

3. 焦虑、恐惧 与担心手术风险及手术效果有关。

4. 个人应对无效 与疼痛影响日常生活有关。

(三)护理措施

1. 疼痛护理 详见本章第四节。

2. 健康教育 病室通风,空气新鲜,使患者尽快熟悉病房环境,告知规章制度及注意事项、安全提示。戒烟、酒。

3. 饮食护理 进食清淡、易消化、营养丰富的食物。术前 12 小时禁食水。

4. 心理护理 长时间的急、慢性腰腿疼痛和下肢的感觉异常,给患者带来很大痛苦,严重者可导致日常生活能力下降,影响正常生活、工作、学习,并产生一系列不良情绪,加重了患者的心理负担。入院后应注意观察患者的情绪变化,与患者进行有效的沟通,对患者的疑虑给予耐心细致的解释,介绍微创技术的优越性、安全性、先进性。积极主动和患者沟通,了解其心理状况,介绍相关疾病知识及专家的治疗经验,使其保持平和的心态,建立正确的期望值。评估患者的家庭、社会支持系统对本病的了解程度,及其对患者的支持帮助能力。对患者做解释工作时,医护人员应口径一致,以免患者产生不必要的疑惑。

5. 皮肤准备 协助患者进行全身清洁,确保"三短六洁",正确做好术区标识。

6. 手术体位耐受训练 根据不同手术方案,指导患者适应手术体位,根据手术时间长短及患者的耐受情况进行训练,直到可以支持 2~4h 以上,以便更好地配合手术体位(图 5-3-1)。

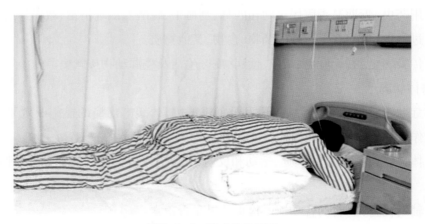

图 5-3-1 手术体位训练

7. 肺功能训练　术前3d开始,使用呼吸功能训练器,采用深吸慢呼的方法,扩张肺泡,改善肺换气功能,从而提高血氧饱和度。促进组织换气,预防术后肺不张、肺水肿、肺部感染,尤其是老年心肺功能较差的患者。

8. 排泄护理　术前3d训练床上大小便,克服心理障碍,便秘患者服用缓泻剂或使用开塞露,必要时灌肠。以免术后因卧床不习惯而影响大小便的排泄。

9. 睡眠护理　由于患者经过长期疾病的折磨,容易导致失眠,对周围事物采取怀疑态度。对于这些问题,可采取适当镇静、镇痛、安眠治疗,保证充足的睡眠。

10. 备好合适的支具或腰围。

11. 遵医嘱按时给予术前用药。

二、术后康复与护理

(一)常规护理

1. 搬运　患者由手术室回病房,应用3人搬运法将患者移至病床上。手术床与病床呈120°,搬运人员分别位于病床与患者的外侧,托起肩背部、腰臀部及下肢,保持身体轴线平直,同时用力将患者轻放于床上。

2. 体位　术后2h内平卧,不翻身,以压迫伤口,利于止血。持续卧床7d,可根据患者恢复情况适当缩短或延长卧床的时间。

3. 翻身　术后2h可给予患者轴式翻身,指导患者双手交叉于胸前,双腿屈曲,护士一手扶托肩部,一手托臀部,同时用力,翻向同侧。保持脊柱平直,肩臀在同一轴线上,避免扭曲(图5-3-2)。

4. 脊髓神经功能的观察　观察患者下肢皮肤的颜色、温度和感觉及运动的恢复情况。以及会阴区的感觉并与术前的阳性体征对比。

5. 术区观察　术后24h内密切观察伤口渗血、渗液情况,保持伤口敷料清洁干燥。准确记录渗出物的色、量、质等,观察有无脑脊液漏出,是否有活动性出血,是否有引流装置,引流管一般于术后24~72h内拔除(图5-3-3)。

6. 管路护理　粘贴管道标识,准确填写管道名称、置管日期,床位悬挂标识卡,告知家属及患者注意事项,保持引流通畅,避免受压、反折、扭曲、堵塞等,定时挤压管道,严密观察并记录色、量、质,更换管路时要严格执行操作规程。

7. 疼痛护理　参见本章第四节。

8. 饮食护理　术后进食高热量、高维生素、高蛋白、含粗纤维食物。

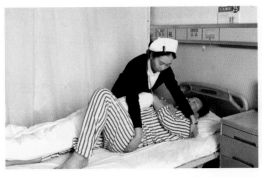
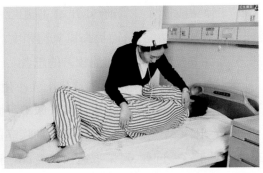
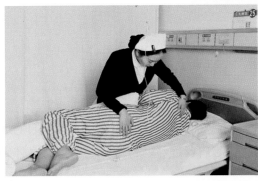
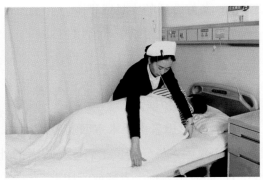

图 5-3-2 轴式翻身

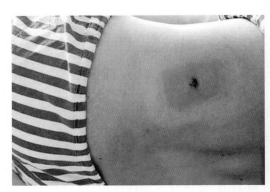
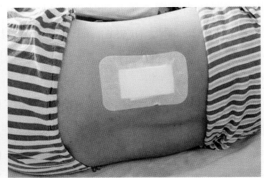

图 5-3-3 伤口敷料

9. 尿潴留护理 术后 6~8h 未解小便者,多与麻醉和不习惯床上排尿有关。可用听流水声、局部热敷及按摩膀胱区等办法诱导排尿,必要时给予留置导尿管导尿。留置尿管者观察尿液色、量、性质并记录,避免管路受阻、脱出,每日给予膀胱冲洗两次,保持其无菌性及密闭性。

10. 排便护理 术后因肠蠕动减慢,患者易发生腹胀和便秘。应鼓励患者多饮水,多食富含纤维素的水果、蔬菜。大便时勿用便盆,避免腰部受力不均,造成损伤。对 3d 以上未排便者,使用开塞露或灌肠辅助排便。

11. **皮肤护理** 保持皮肤清洁、干燥,每 1~2h 翻身 1 次,床单清洁、无渣屑。翻身时避免拖拉拽等动作,预防压疮发生。

12. **睡眠护理** 创造良好的睡眠环境,必要时服用安眠药,保证睡眠质量。

(二)并发症的观察及护理

1. **深部血肿** 微创手术的发生率极低,一般血肿发生在术后 2h 内,是早期最危险的并发症。表现为腰痛伴一侧或双侧下肢剧烈疼痛,感觉减退,呈进行性加重。此时应考虑为切口的深部血肿导致神经和脊髓受压,应立即通知医师,做好拆线引流准备,及时清除血肿。

2. **脑脊液漏** 观察切口敷料渗出的情况及引流液的颜色、性质、量,如敷料渗出量比平时多且为淡黄色或引流管引出淡黄色清亮液体,并伴有头痛、头晕、恶心,应为脑脊液漏,及时通知医师。同时取俯卧头低脚高位(图 5-3-4),术区加压包扎,保持引流管通畅,禁用负压。准确记录引流液颜色、量、性质。

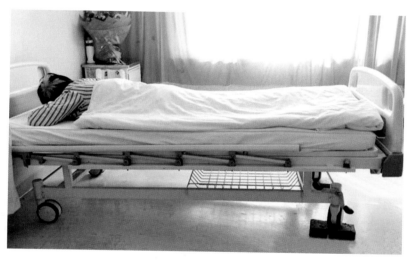

图 5-3-4 头低脚高位

3. **脊神经损伤** 观察患者双下肢的感觉运动情况,如发现一侧或双侧下肢感觉运动功能较术前减弱或出现障碍应及时通知医师。

4. **神经根水肿及粘连** 多发生在术后 2 周之内,术中剥离或牵拉神经可造成神经根不同程度的水肿,术后使用药物、适当进行直腿抬高训练(角度 >40°)可有效减轻神经根水肿,预防神经根粘连。

5. **静脉血栓** 如出现一侧下肢或双下肢肿胀明显、局部深处触痛、足背屈性疼痛(腓肠肌牵拉痛)等应考虑为深静脉血栓。深静脉血栓(DVT)的危险因素包括手术、创伤、卧床、肿瘤治疗、高龄、心脏或呼吸衰竭、肾病综合征、肥胖、吸烟、静脉曲张、遗传性或获得性血栓形成倾向等,这些危险因素通常合并存在。通常采取抬高患肢,遵医嘱使用抗凝溶栓药,避免剧烈活动,必要时行滤网植入。下肢静脉血栓发生率相当高,由于大多数下肢静脉血栓在临床上没有症状,所以一般不为患者所重视。但是血栓一旦脱落则容易导致肺栓塞,致死率相当高。因此,提高对下肢静脉血栓危害性的认识,并进行预防,至关重要。指导患者早期进行踝泵功能练习、使用间歇充气抗栓泵,根据病情给予一定量的阿司匹林、低分子肝素等药物,可有效预防静脉血栓的形成。

6. 椎间隙感染　也称椎间盘炎,是最严重的并发症,分为急性和延迟性椎间盘炎。

(1)全身症状:术后发冷、发热、体温升高。

(2)局部症状:切口明显疼痛,原下肢神经痛,术后不见减轻甚至较术前加重。因疼痛翻身极为困难,当咳嗽、排便等腹压增加时疼痛加重。一般发生在术后两周之内。最后因腰痛加重为主伴有下肢的放射痛加重或轻微刺激即可诱发腰部剧烈疼痛,震床试验阳性。

1)处理方法:①全身应用抗生素;②MED下清创、冲洗、引流(图5-3-5)。

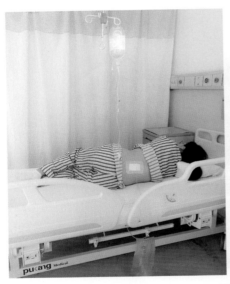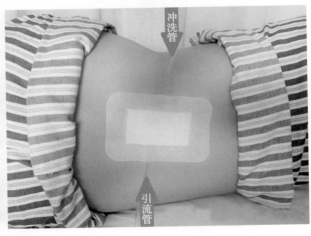

图5-3-5　冲洗引流

2)观察要点:①每日1 500ml 生理盐水持续冲洗、灌注,每隔2h 完全开放5min,进行脉冲式冲洗,避免管路堵塞;②准确测量出入量,评估是否均衡,观察颜色、性质、量;③观察敷料渗出情况,如渗液增多,局部隆起,疼痛加重,引流量小于入量,考虑引流管堵塞,立即通知医师;④冲洗液清亮、细菌培养阴性、临床症状完全消失,夹闭冲洗管,观察引流情况。再拔除冲洗引流管。

3)护理:①严格执行医嘱,按时、足量应用抗生素;②保持病室环境安静,护理操作动作轻柔,避免物品或人为撞击床单位,条件允许安排单间病房,集中操作;③多与患者沟通,理解其痛苦,做好基础护理工作,做好患者和家属的沟通解释工作,取得配合;④协助落实各项化验、检查工作,严格执行无菌操作。

7. 腹胀、便秘　由于麻醉的原因以及个体差异,患者术后可能发生腹胀、便秘,常规嘱患者绕脐周环形按摩腹部,促进肠蠕动,口服乳果糖、芦荟胶囊等,无效时,可采用肛门注入开塞露,必要时行肛管排气或灌肠。

8. 尿路感染　术后卧床患者或留置尿管患者,严格预防感染。少量多次饮水,每日饮水量大于 2 000ml,会阴护理 2 次 /d,尿袋严禁高于膀胱水平,避免反流。

(三)康复指导

原则:因人而异,循序渐进。

1. 术后麻醉恢复后开始踝泵功能锻炼(图 5-3-6),促进血液循环,以预防下肢静脉血栓的形成。

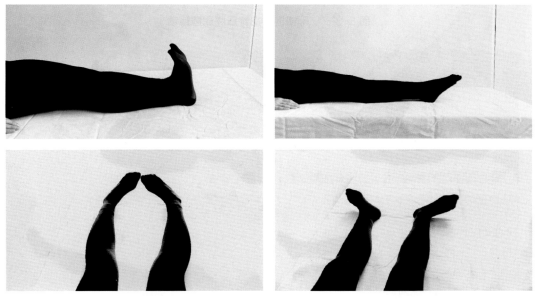

图 5-3-6　踝泵功能锻炼

(1)双足背伸、跖屈运动:40~50 个 / 次,4 次 /d,餐后进行,持续 2~3 个月。

(2)双足内、外旋运动。

(3)双大腿股四头肌等长收缩、舒张运动。

2. 术后 1d 开始双上肢扩胸运动,缩唇呼吸,继续肺功能训练,以增加肺活量和氧饱和度。

3. 术后 3d 开始屈膝屈髋运动,增加腹肌、腰背肌肌力,增强脊柱延展性。

单侧下肢交替屈膝屈髋运动(图 5-3-7):30 个 / 次,4 次 /d,餐后进行。 1 周后双下肢同时进行屈膝屈髋(图 5-3-8),双足不着床,在空中运动,由少到多。循序渐进,持续 2~3 个月。

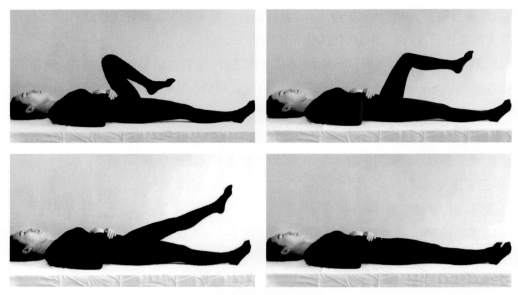

图 5-3-7 单侧下肢交替屈膝屈髋运动

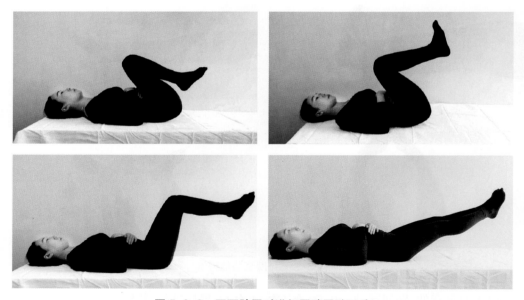

图 5-3-8 双下肢同时进行屈膝屈髋运动

4. 术后 7d 开始直腿抬高运动（图 5-3-9），预防神经根粘连。

双下肢交替直腿抬高运动：要求抬高时膝关节保持伸直状态，抬高角度由低到高，逐次递增，由 30°~70°。不可用力猛抬，否则会出现神经牵拉而导致双下肢疼痛、麻木，10~15 个 / 次，3 次 /d，共 3 周。

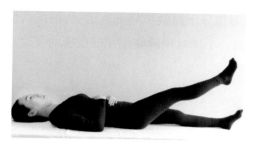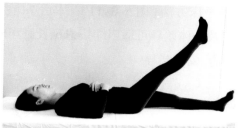

图 5-3-9 直腿抬高运动

5. 术后 8d 开始做腰背肌功能训练（图 5-3-10） 以提高腰背肌力量,增强脊柱稳定性。锻炼方法可先用飞燕式,5 点支撑式,2 周左右可改为 3 点支撑式,坚持 3~4 次 /d,循序渐进,逐渐增加次数;即使出院,也应坚持锻炼半年以上。对于高龄、肥胖、多间隙手术患者应推迟腰背肌训练的时间、行内固定的患者禁止做腰背肌功能训练。

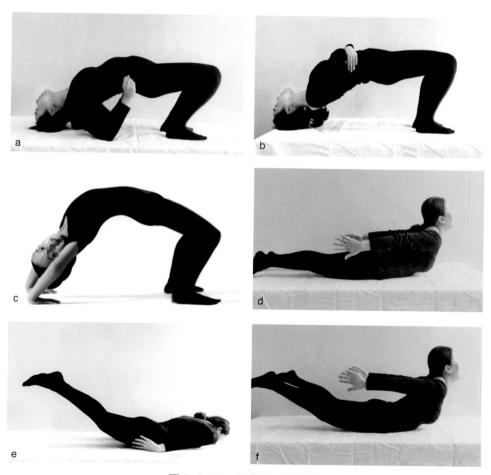

图 5-3-10 腰背肌功能训练
a. 五点支撑法;b. 三点支撑法;c. 四点支撑法;d. 头、颈、上肢后伸;e. 下肢、腰部后伸;f. 飞燕式

6. 下床方法（图 5-3-11）　术后 7d 在医师指导下佩戴护具下床活动,根据病情、手术方式及个体差异可适当缩短或延长卧床时间。下床时预防体位性低血压的发生,做好健康教育、安全指导。

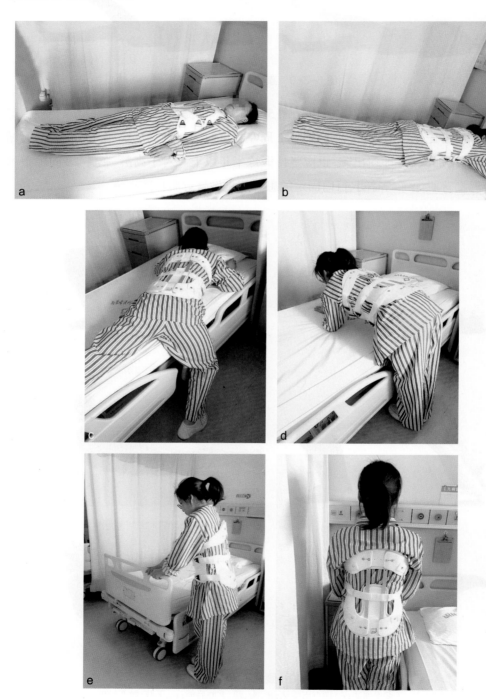

图 5-3-11　下地方法。以 a~f 顺序进行

（四）延续性护理

1. 电话随访　出院 1 个月、3 个月、半年、1 年。

2. 加强营养,调节饮食,保持良好的心境。

3. 保持正确的坐、立、行、走姿势　保持身子与桌子距离适当,膝与髋保持同一水平,身体靠向椅背,并在腰部衬垫一软枕;站立时尽量使腰部平坦,伸直、收腰提臀;行走时抬头、挺胸、收腹,利用腹肌收缩支持腰部。以减少慢性损伤的发生。

4. 预防与功能锻炼相结合　避免长时间保持同一姿势,适当进行原地活动或腰背部活动,以解除腰背肌疲劳。长时间伏案工作者,积极参加课间活动,以避免肌肉劳损。勿长时间穿高跟鞋站立或行走。加强腰背肌及腿部肌肉锻炼,增强脊柱稳定性。

5. 合理应用人体力学原理　出院后 3 个月内禁止拎重物,下蹲拾物（图 5-3-12）,禁止坐软沙发。蹲位举重物时,背部伸直勿弯;6 个月内避免腰部负重,特别是搬重物时,宁推勿拉;避免剧烈活动,如蛙跳、打球、乘车颠簸等。

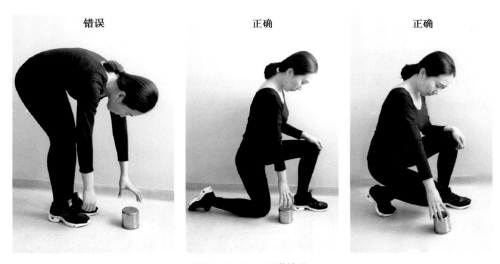

图 5-3-12　下蹲拾物

6. 避免久坐　出院第 1 个月,每次小于 30min,可以多次少坐,卧、坐、站交替。第 2 个月,每次坐小于 60min,第 3 个月,坐时可视腰腿感觉情况而定,适当延长。

7. 术后　佩戴腰围 3 个月,术后 3 个月、半年门诊复查,积极参加适当体育锻炼,预防机体和组织的老化。如有不适随时复诊。

第四节　脊柱显微内镜手术
围术期疼痛护理

一、术前护理

（一）疼痛概述

疼痛是一种令人不快的感觉和情绪上的感受,伴随着现在的或潜在的组织损伤,疼痛是主观的。疼痛包含两层意思:痛觉和痛反应。①痛觉:一种意识现象,属于个人的主观知觉体验;②疼痛反应:是指身心对疼痛刺激产生的一系列生理病理变化和心理变化。

（二）疼痛分类

1. 以疼痛病程分类　急性痛、慢性痛。

2. 以疼痛程度分类　微痛、轻痛、甚痛、剧痛。

3. 以疼痛性质分类　脊柱患者以酸痛、胀痛、放射痛为主。

（三）疼痛评估与记录

1. 0~10 数字疼痛量表（numerical rating scale, NRS）　此方法从 0~10 共 11 个点,表示从无痛到最痛。此表便于医务人员和患者理解并掌握,可以口述或视觉模拟,也可以记录。

2. 疼痛的面部表情量表　不同程度疼痛的面部表情。面容 0:表示无疼痛;面容 1:极轻微疼痛;面容 2:疼痛稍明显;面容 3:疼痛显著;面容 4:重度疼痛;面容 5:最剧烈疼痛。见表 5-1-4。

（四）疼痛干预

1. 健康宣教　患者对疼痛认识存在诸多误区,如误认为忍受疼痛是坚强勇敢的表现,彻底镇痛是不可能的,镇痛药极易成瘾等,需对其进行正确的宣教。患者缺乏对疼痛知识的了解,不能准确描述疼痛的程度、性质,因而伴有恐惧、焦虑等负性心理,并刺激大脑神经调节中枢,导致内分泌系统调节功能紊乱,使血液激素酶分泌异常,同时内源性抑痛物质降低,而致痛物质及抗镇痛物质增加,因而使疼痛时间延长和程度加重,同时对镇痛药引起的不良反应及成瘾性感到恐惧等因素成为临床镇痛的障碍。为此术前给予相关知识,提高患者对疼痛的认识水平,有助于减轻由于心理因素带来的过度疼痛反应。

2. 专科护理　加强护理人员的专科技能的培训,总结经验,提高护理操作能力,在治疗护理患者时,动作准确、轻柔,避免粗暴,尽量减少疼痛刺激。同时加强护理人员与患者的沟通,深刻体会患者的疼痛,避免在护理及救治过程中添加或加重患者的疼痛。

3. 心理护理

(1)暗示疗法:暗示疗法是通过给患者积极暗示来消除或减轻疾病症状的一种方法。

(2)转移注意力:帮助患者集中精力从事某项活动,形成疼痛以外的专注力。

(3)行为疗法:使某种行为增加称为正加强作用,减少某种行为称为负加强作用。对疼痛行为具有正加强作用的因素有休息、服镇痛药、外界过分的关心与同情等。行为疗法就是要减少正加强作用,增加负加强作用。

4. 物理治疗　物理疗法包括使用中频治疗仪、红外线治疗仪等。

5. 药物治疗　药物治疗是疼痛治疗最基本、最常用的方法。用于治疗疼痛的药物主要分为三类:①阿片类镇痛药;②非阿片类镇痛药,以非甾体类药物为代表;③其他辅助类药物,如激素、脱水药、解痉药、维生素类药物、局麻药和抗抑郁类等。

6. 实施方法　根据疼痛评估得分,疼痛性质及类型,给予相应的护理。疼痛评分≤3分给予物理治疗 + 心理治疗,如听音乐、分散注意力等方式。疼痛评分4~7分,或疼痛影响患者睡眠时,给予物理治疗 + 药物治疗。疼痛评分≥7分,采用阿片类和非甾体类镇痛药联合使用。对于急性期疼痛患者,采用脱水药、激素及镇痛药联合使用。针对患者个体差异,可给予个体化镇痛。

二、术后护理

评估术后疼痛的性质:

1. 术区伤口痛。

2. 神经刺激痛。

(一)术后疼痛的治疗原则

1. 应在维护患者重要脏器功能的前提下,提供完善的镇痛措施,最大限度地减少患者的痛苦,改善重要脏器功能。

2. 根据手术部位和性质,对于疼痛比较敏感的患者,在麻醉药物作用未完全消失前,应主动行预防性给药。

3. 当患者疼痛评分≥5分时,应及时给予镇痛处理,把疼痛控制在≤4分水平。

4. 术后应用镇痛药的患者,应首先采用非阿片类镇痛药,非甾体类药物和镇静药联合应用,视镇痛效果而决定是否加用麻醉性镇痛药。

5. 手术后应用镇痛药期间,应首先注意观察和检查手术局部情况,明确疼痛发生的原因。

6. 应选用毒性低、对生理指标影响小、药物依赖性较低的镇痛药物,用药期间注意生命体征的观察。

(二)疼痛干预

1. 个体化镇痛 术后疼痛的差异性、多样性、复杂性影响着护士对疼痛程度和治疗需求的判断,临床应以患者的主诉为主要依据。

2. 超前镇痛以避免疼痛对机体的不利影响 疼痛研究表明,早期预防疼痛的治疗方法可有效缓解随后发生的长时间疼痛。使用自控镇痛泵(PCA)是有效的方法,应向接受PCA治疗的患者讲述给药的方法和时机,应在患者开始感觉疼痛前自行给药,以达到良好的镇痛效果。

3. 联合治疗 疼痛评分≥7分,神经水肿期,患者常规采用脱水药 + 激素 + 镇痛药联合使用。疼痛敏感人群镇痛 + 镇静治疗。疼痛评分4~7分,给予非甾体类镇痛药 + 物理治疗,疼痛评分≤4分,给予心理护理 + 物理治疗。

（赵　清　聂晓英）

第六章　脊柱显微内镜手术体外规范化培训

脊柱显微内镜技术学习曲线陡峭,专业技术要求较高,手术风险相对较大,镜下64倍放大、视野清晰,但属二维成像,初学者需适应手眼分离与配合协调操作,且需熟悉镜下解剖,故体外实操训练非常重要。因此,建立体外实操培训"Workshop"进行临床术前训练是本教程的宗旨。自2017年8月以来,笔者所在单位已开展25期培训,学员来自河北、河南、山东、山西、吉林、辽宁、黑龙江、新疆、青海、甘肃、云南、福建、重庆等地,其中部分学员现已成功开展脊柱显微内镜技术,现将脊柱显微内镜规范化培训基本要求做简单介绍。

第一节　脊柱显微内镜体外规范化实操训练基本要求

一、实操训练室简介

(一)实操训练室

实操训练室要求面积在 $30m^2$ 左右,按普通手术室要求设置,水电设施齐全。

(二)基本配置

1. 器具　无影灯,脊柱手术床,脊柱显微内镜设备及成套手术器械,实操用器械型号同手术器械,在此不予赘述。

2. 冰柜　低温达 -14℃即可,储存冰鲜动物标本。

3. 脊柱标本及模型　人体脊椎标本及3D打印标本。

4. 腰椎模具　1:1比例仿真人腰椎模具,其内部嵌有腰椎模型可自由拿出。模具背侧及两侧由人造皮肤组成,可专门培训脊柱内镜学员(图6-1-1)。

5. 训练暗箱　分大、小两箱,均可简易拆装,使用方便。

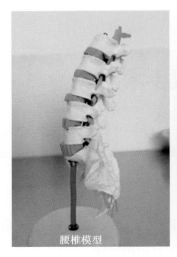
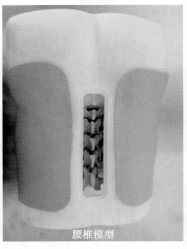
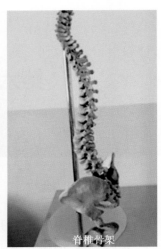

腰椎模型　　　　　　　　　腰椎模型　　　　　　　　　脊椎骨架

图 6-1-1　脊柱标本、模型及模具

（1）大暗箱：由底座、四壁、内置卡钳及中间缺口的箱盖组成，规格为40cm×30cm×50cm，卡钳与箱体外部旋钮通过轴承相连，在箱外调节旋钮可调整卡钳滑道长度，一般以能夹住标本为宜，力量不宜过大。箱盖正中可放置硅胶或人造皮肤以供操作使用（图6-1-2）。

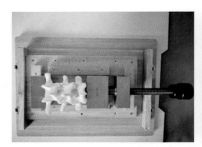
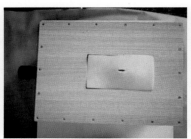
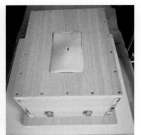

图 6-1-2　大暗箱内部卡钳结构及箱盖硅胶

（2）小暗箱：是一带底座的狭长木匣子，底座上有四个凹陷，与木匣子顶端的四个直径18mm的圆孔相对应，圆孔内径与工作套管外径一致，底座凹陷处分别放置"绿豆瓶""小金橘"及2~3个共同捆在一起的安瓿瓶，安瓿瓶内可分别放入绿豆、红豆及水，用于训练镜下辨别方向及手眼配合能力（图6-1-3）。

（三）材料配置

1. 豆类　红豆、绿豆，每次购买50~100g。

2. 小叶橘　一般以直径为2cm为宜，每次购买不宜过多，即买即用。

3. 冻鲜腰段羊脊骨　每次购买3~5根，不宜过多，使用前锯成脊柱单元（包含1~2个完整椎间盘，长度约10cm），以便放入大暗箱里面使用卡钳卡住。使用时先

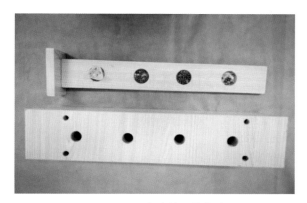

图 6-1-3 小暗箱及其构造

解冻6~8h。此外,亦可临时购置火龙果、辣椒等(图6-1-4)。

二、培训教师

培训教师应严格掌握脊柱疾病诊疗行业标准、规范、脊柱内镜诊疗技术行业标准、操作规范和诊疗指南,严格掌握适应证和禁忌证,掌握脊柱内镜诊疗技术最新动态及前沿。

培训教师由具有脊柱微创诊疗技术资格3年以上的本院医师履职从业,需经全国脊柱微创规范化培训基地主任及副主任的理论与实践技能考核后方可带教。

三、培训机构

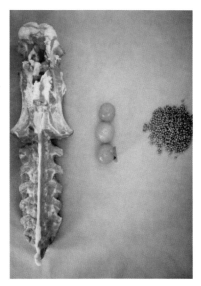

图 6-1-4 腰段羊脊骨、小叶橘、豆类

加强脊柱内镜诊疗质控管理,建立健全的随访制度,建立病例信息数据库。定期培训教师脊柱内镜诊疗技术临床应用能力,包括疾病诊断正确率、手术并发症发生率、医疗不良事件发生率、术后患者管理与随访,以及病例质量管理等。

（王宇鹏）

第二节　缩短脊柱显微内镜手术
学习曲线实操流程

一、镜下方向识别训练

（一）小暗箱操作流程

1. 将小暗箱放在手术床上,拉出箱内底底座,于底座 4 个凹陷处放置内有绿豆的金属小罐、4~5 个用胶带捆在一起的柱状小瓶、一个小金橘,再将底座推回暗箱内,3 种训练物品的位置与箱盖上 4 个圆孔相对应(图 6-2-1)。

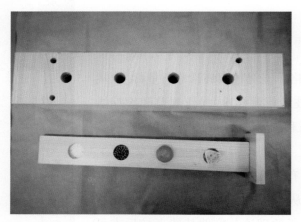

图 6-2-1　小暗箱底座凹槽放置物品

2. 连接脊柱显微内镜主机、成像系统、光源系统、镜头、工作套管及自由臂,调整 64 倍成像视野清晰度和白平衡。

3. 确定参照物。显示器视野边缘有一缺损,我们习惯上把缺损调整到面对显示器的右侧,则术者所面对的一侧即为头侧。

4. 将工作套管任意放置暗箱盖上的圆孔内(直径 18mm)并按训练流程调换圆孔所对应的物品(镜下捡绿豆、吸引器头吸水和切开橘皮钳取果肉)进行实操(图 6-2-2)。

（二）大暗箱操作流程

1. 将大暗箱盖上正中的硅胶或仿真皮块用手术刀在其中部切一长约 18mm "一"字形口,置入工作套管及镜头,内置卡钳夹住人体腰椎标本或羊脊骨(腰段,剔除肌肉),松紧适宜。

2. 脊柱显微内镜连接方法及确定参照物见小暗箱部分所述。

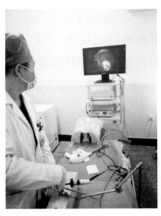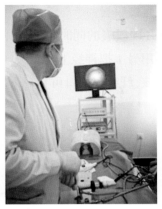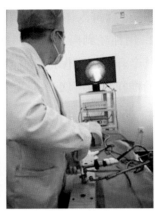

图 6-2-2　小暗箱镜下操作

3. 依据监视器屏上镜下视野需要来调工作套管的方向和角度,置于训练所需要的椎板间隙,用髓核钳进一步钳夹清除椎板间表层的肌肉和软组织,显露出黄韧带。此时,在镜下视野内用剥离子确认上、下椎板,棘突基底和关节突关节内缘即椎管的头、尾、内及外侧的毗邻关系。

二、镜下手眼配合、控制力度训练

（一）小暗箱实操

1. 紧接上述小暗箱镜下方向识别操作后,使用髓核钳夹取绿豆,做到熟能生巧,记录在规定时间内（每 1min 或每 5min 内）按指定方向夹取绿豆的数量。要求:①不能夹碎;②不要碰撞镜头。优点:既能镜下手眼配合训练,又可进行镜下控制力度训练。

2. 豆类夹取训练结束后,到另一圆孔内进行切开金橘取果肉训练。使用间盘刀在小金橘表面切 1 个“一”字形切口,使用髓核钳沿不同方向夹取果肉,注意应闭合钳嘴进入切口,后钳取果肉,若钳取困难,则换一角度操作。优点:与夹取豆类相比,可感受到不同材质所施加的力量不同。

3. 换到装有水瓶的圆孔,将吸引器购置在装有水的小瓶内操作练习吸血。注意:手术中,遇到液体（血液）应水平操作吸引器头端,遇到气体（烟、雾）应将吸引器沿工作套管上下操作。

（二）大暗箱实操

1. 继续上述大暗箱操作后,在椎板间隙黄韧带表面用小号角度刮匙于上椎板下缘（即椎管头外侧）与黄韧带表面之间将黄韧带在上椎板腹侧附丽部推剥掀起（由头侧斜向外下）,黄韧带下外方附着在下椎板上缘背侧和关节突内缘及表层,可用 4~5mm 口宽的锐利骨刀剃剥开来。由头、外、下掀起的黄韧带呈舌瓣状,可钳夹或钳咬去除,此时,已见硬膜外脂肪（新鲜人体）或直接显露硬膜囊。

2. 用神经剥离子向内侧推开硬膜囊的同时可见神经根由侧隐窝浮出，用 1 把神经卫士将其牵开并固定保护，同样再用另 1 把神经卫士于头内侧将硬膜囊牵开固定保护，充分显露的椎间盘即可切开，摘除髓核，纤维环切口可直视下用一次性纤维环缝合器进行缝合（图 6-2-3、图 6-2-4 ）。

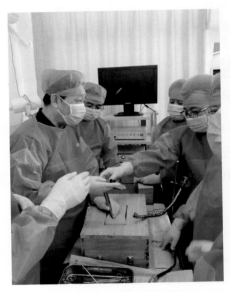
图 6-2-3　带教老师授课

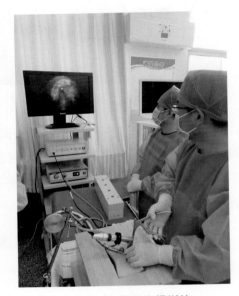
图 6-2-4　学员实操训练

注意：上述实操过程中，一定要做到以下几点。

（1）无论使用何种器械，动作要轻柔。

（2）咬骨钳咬骨时，咬骨钳头端要沿骨创面逐渐滑下去，后头端紧贴骨面直至含住所切除骨质。

（3）若器械不锋利时，切忌撕、扯、揪组织。

（4）放置"自动神经牵开保护器"时，先用剥离子将神经根及硬膜囊牵开，后放置"自动神经牵开保护器"，这样更加安全可靠。

（5）髓核钳进入间盘时，一定要闭住钳口后再进入椎间盘，且不宜过深。

（王宇鹏）

第三节　培训室管理

良好的培训环境能够起到事半功倍的效果。培训室管理由专人负责，按照培训室规章制度严格执行。

对于学员管理,要求不迟到、不早退,不准大声喧哗,不准在培训室吸烟、酗酒,不得擅自动用培训室的设备和安全设施,不准在培训室吸烟、就餐,不准随地吐痰,不经允许不得带外人来实验间,尤其带儿童来操作间。在学习期间,一定要按照带教老师的指示执行。要爱护器械,轻拿轻放,在实物操作训练后,使用酒精纱布去除镜头上的污渍,如数放回原处。培训结束后,清理打扫室内卫生,保持室内整洁,有条件的培训室可由专人负责。对于培训室的培训器械管理,应由专业人员保管,每次课程培训结束后,均应清点器械,尤其是脊柱内镜成像系统及光源系统。

　　此外,培训室内安全设施、标志必须齐全有效,培训室供电线路的安装必须符合实验教学的需要和安全用电的有关规定,定期检查,及时维修。要做好防火、防触电等工作,要配备灭火机等消防器材。采取防盗措施,加强安全保卫工作,非培训室工作人员不得进入。每日最后离室人员要负责检查水、电、门窗等有关设施的关闭情况,确认安全无误,方可离室。节假日前各室人员应进行安全检查,并做好记录。培训室存在的不安全因素,要及时向有关部门反映,整改,若发生安全事故,应在采取补救措施的同时如实向有关部门报告,对造成安全事故者,应根据情节轻重,按有关规定及时处理。培训室工作人员作为培训室安全防护的当然责任者,应随时随地按照本制度进行检查,做好安全防护工作,院领导要经常督促检查。培训中如发生事故,应有急救措施,同时保护现场,并立即报告有关部门。

（王宇鹏）

附：内蒙古医科大学第二附属医院脊柱内镜模拟训练室学员管理制度

1. 保持室内卫生,操作完毕由学员清洁室内卫生。

2. 室内设备设施保持如数完整清洁,用后由学员清洗备用。

3. 注意用电安全,仪器设备用后按程序关闭电源。

4. 最后离开者负责关电源、关灯、锁好门窗。

5. 未经带教老师容许不得擅自开启仪器设备。

6. 室内禁止吃东西,禁止大声喧哗。

7. 操作完毕物品如数归位,室内物品恕不外借,损坏物品照价赔偿。

8. 操作时手机处于振动或静音状态。

9. 入室必穿白衣,操作前戴口罩、帽子、手套。

10. 勿携带贵重物品。

第四节 培训质量控制与评价

质量控制与评价贯穿于整个培训过程中,通过建立质控组进行培训质量考核。首先,质控组成员要充分掌握本领域学术动态以及脊柱退变性疾病的各种微创诊疗方法,采用临床、教学、科研相结合的全方位、立体化模式,以如何在短期内提高学员的理论与技术水平为前提,无论带教老师是主任医师、副主任医师还是主治医师,在理论授课、实践技能操作、临床手术观摩过程中都必须端正态度——指导、切磋、参与、协助,以达预期目的。

1. 通过已培训合格并已开展脊柱显微内镜技术的学员的反馈,结合实际情况,总结出以下质控模式:

(1)树立"毫无保留地将技术倾囊相赠"的宗旨,征询意见,了解学员的需求,对于学员提出的问题、既往已培训学员的反馈及培训室工作人员提出的建议性意见,逐条记录,不定期地同培训教师团队沟通、完善。

(2)质控组成员对培训室的环境卫生、学员信息档案及培训大纲进行认真检查。从培训室管理人员的仪表到态度,从培训室的地面卫生到每一件器械的清洁程度,每一项都在检查范围内。

(3)对带教老师及培训室工作人员进行抽查,可起到加深督促的作用。带教老师是整个培训过程的中流砥柱,其态度、责任心直接关系到培训质量。对带教老师的抽查包含是否按照培训教材及培训大纲授课,课件是否每次都有创新,是否能够为大多数学员接受。

(4)提高带教老师的综合素质。

(5)定期对学员进行理论及实践技能考试。

2. 示例 以笔者所在脊柱内镜培训班为例:

(1)培训时间:分短期培训及长期培训。短期一般为3个月以内,笔者所在培训班设置授课为1周。

(2)每期培训人员:目前,根据现有人数可分为每班6~8人授课。

(3)评价方式:理论考试与实践技能考试。

(王宇鹏)

第七章　脊柱显微内镜诊疗技术的
临床应用及研究推进工作的经验介绍

一、早期进程

2001—2005 年，笔者所在科室引进、开展 MED 技术治疗单纯腰椎间盘突出症及单侧侧隐窝狭窄症，经过百余例手术操作的临床实践，逐步掌握了在 18mm 直径工作通道和 64 倍成像放大视野中手眼分离与手眼配合的操作技能，克服了学习曲线。但此期间手术时间较长，平均完成 1 台腰椎间盘突出症需 1h 左右，平均出血量约 60ml。原因主要是剥离、切除黄韧带和处理椎管内出血存在困难，经验和技巧不足。此期并发症较多，如硬膜破裂脑脊液漏、不全性神经损伤（牵拉伤或神经纤维拽出）、定位错误（间隙或侧别）、椎间感染、再突出复发率高（6.4%）。

二、中期进程

2006—2010 年，此期镜下操作技能娴熟，能完成各类型腰椎间盘突出症和腰椎管狭窄症的镜下手术操作，并开展了针对较复杂的脊柱退变性疾病的镜下治疗，如单节段腰椎失稳与 I 度滑脱继发椎管狭窄症的镜下减压、椎间植骨及融合器植入加经皮椎弓根螺钉内固定（MED-misTLIF）。5 年完成 MED 手术 1 500 余例，规范培训学员 87 人次。此时期，MED 下单纯腰椎间盘摘除或单节段腰椎管狭窄减压平均 30min 左右，出血量平均 30ml，完成 MED-misTLIF 200 余例，需 90min 左右，出血量 100ml，硬膜及神经损伤及椎间隙感染率显著降低，术后复发率为 4.2%。

三、近期进程

2011—2018 年，进入技术、器械改进与创新阶段。

（1）研发出一种具有牵开显露、止血及保护神经与硬膜囊的多功能通道内镜下专用的神经牵开保护器（也称神经卫士），获国家发明专利并向全国推广，也成为 MED 系统标配器械。

（2）为了提高开窗减压效率，对适合通道内镜下操作的专用骨刀进行改进，如环形、弧形和角度骨刀，使其适用于增生肥大内聚关节突切除和叠瓦状椎板间开窗减压。

（3）研发并获批实用型的专利产品"椎间孔减压钳"能快速、安全和有效地打开椎间孔，一般仅需 10min 左右即可显露 Kambin 三角，可有效避免骨刀切凿关节突时对椎弓根的盲目损伤，出血也会减少。此时期 MED-misTLIF 镜下融合时间缩短至 20min 左右，出血量也减少，一台融合加经皮固定手术时间平均约 70min。

（4）联合超声骨刀与动力磨钻的应用，高质量、可视化、微创化治疗胸椎黄韧带骨化症和后路镜下锁孔减压髓核摘除治疗神经根颈椎病获得良好临床效果。

（5）平均每年用 MED 完成腰椎间盘突出症手术 200 余例，腰椎管狭窄症 150 余例，腰椎失稳与滑脱 100 余例，神经根型颈椎病和胸椎管狭窄症 20 余例，胸腰段爆裂骨折椎管内骨性占位镜下减压加经皮角度钉棒复位固定技术 10 余例。对开放或孔镜腰椎间盘突出术后复发进行翻修，对椎间盘感染行镜下病灶清除加置管冲洗引流，对椎间盘纤维环裂口缝合修复等，这些技术项目的开展和经验积累，使 MED 适应证得以不断拓展。

四、经验与技巧

（一）MED 下突破、切除黄韧带方法

镜下彻底清除椎板间表面残余软组织，有效止血。于上椎板下缘腹侧使用角度刮匙推剥，下椎板上缘背侧使用骨刀剃剥，再用刮匙由上、外、下掀起黄韧带（舌瓣样），用髓核钳或椎板钳切除或部分切除，能有效显露硬膜囊及神经根即可。

（二）巧用神经卫士

进入椎管后，先用剥离子及"L"形解剖器轻柔剥开硬膜囊及同侧神经根，继而头尾各放置 1 把神经卫士，将硬膜囊及神经根牵开，呈栅栏状保护，若出血可同时在神经卫士下放置小块脑棉片或明胶海棉卡压止血，有效显露突出的椎间盘。

（三）椎管内出血与止血方法

1. 小血管喷血用双极电凝。

2. 神经伴行静脉出血用神经卫士下放置小块带线脑棉片或明胶海棉卡压止血。

3. 侧隐窝出血用棉片或明胶海棉块填塞止血。

4. 骨创面出血用骨蜡止血。

5. 椎管头、尾侧渗血或涌血用带线脑棉或纤维蛋白纱布团填塞压迫止血。

（四）钙化灶处理

在神经卫士的保护下，对视野内显露的钙化灶可用环形或弧形骨刀凿除，或用动力磨钻磨除，或镜下专用超声骨刀切除，或用马蹄凿踏入间盘内钳除。

（五）镜下取钉技巧

MED-misTLIF 或骨折内固定术后达融合期或骨折愈合期需取内固定的,可经原植钉小切口在扩张通道内镜下清晰视野中显露钉尾,精准取出。优点:出血少(通道压迫止血),64 倍成像清晰,取钉器能精准置入钉尾螺冒孔内。

（六）椎弓根螺钉植入原则

以椎弓根"牛眼"(椎弓根投影)为中心,以 mm 为单位:宁上勿下,宁外勿内,宁浅勿深,宁粗勿细(螺纹)。进针点选择右侧 2~3 点位,左侧 9~10 点位,骨质疏松者使用骨水泥螺钉。

（七）椎间隙感染的治疗

常规定位、置管镜下开窗进入椎管,神经卫士牵开保护硬膜囊及神经根,切开纤维环,清除盘内脓液及坏死的髓核组织,过氧化氢、碘伏及大量盐水反复冲洗,放置 2 根冲洗引流管(进水管管径细,出水管管径粗),由切口一侧引出并固定,连接水袋持续冲洗,定时加速,5~7d 即可拔管。

（八）复发性腰椎间盘突出症的翻修手术技巧

1. 经原切口进入置工作通道。

2. 经上椎板下外缘及关节突关节内缘用刮匙及 4~5mm 刃宽直骨刀剥开骨性与黄韧带瘢痕愈合处,用枪钳或 5~6mm 刃宽弧形骨刀切除部分骨缘,即可剥开瘢痕化组织和与之粘连的硬膜囊及神经根,有些情况可将后者分开或因粘连紧密无法分开,可一并用神经卫士牵开保护后,可显露再突出间盘或髓核。

（九）枪式椎间孔减压钳的实用性与有效性

1. 枪式椎间孔减压钳见图 7-0-1 所示,专利研发。

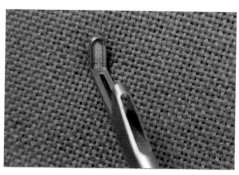
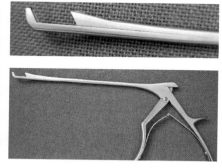

图 7-0-1 一种枪式椎间孔减压钳

2. MED-misTLIF 入路专用减压工具。

3. 枪钳远齿端由关节突外缘椎间孔出口进入,(齿宽规格:4mm、6mm、8mm;齿高规格:6mm、7mm、8mm)能在安全直视下精准将椎间孔上方骨质咬切开窗,显露 Kambin 三角,不过多咬切或伤及椎弓根或关节突关节,3~5min 即可完成开窗减压。

（十）MED 辅助治疗椎管内骨性占位的方法与注意事项

1. 胸腰椎爆裂骨折 A3 型。

2. 时间　2 周内新鲜骨折。

3. 定位　术前影像（CT、MRI、正侧位 X 线片）+ 术中 C 型臂或 G 型臂机。

4. 方法　伤椎棘突旁开 5mm 逐级扩张置入工作套管,首选超声骨刀（无条件地用骨刀开窗）,以骨块占位为中心切除一侧椎板及关节突关节内侧半,切除部分黄韧带形成减压骨窗。置入 2 把神经卫士轻轻牵开硬膜囊及神经根,显露进入椎管内椎体后缘骨块,用"马蹄凿"将骨块回纳入椎体内。经皮角度椎弓根螺钉复位固定。

（十一）MED 治疗胸椎黄韧带骨化症方法与注意事项

1. 定位　定位方法与置管方法同（十）所述。

2. 手术方法　超声骨刀开窗,动力磨钻精细磨除骨化黄韧带,若黄韧带与硬膜可分离时,用枪钳咬除,当紧密粘连不易剥开时用磨钻将骨化黄韧带磨薄,用"L"形解剖分离器逐层轻柔剥离掀起黄韧带并咬除残留的部分漂浮即可,椎管头尾侧减压至硬膜囊显露并可见搏动。

（十二）MED 治疗钙化型腰椎间盘突出症方法与注意事项

MED 下常规角度用刮匙剔开责任节段上椎板下缘腹侧黄韧带附着处,用骨刀推开下椎板背侧黄韧带附着处,用刮匙将黄韧带掀起,用髓核钳或枪钳咬除部分黄韧带,枪钳咬除部分上椎板下缘、关节突关节内缘及下椎板上缘形成减压窗,用神经卫士将硬膜囊及神经根牵开保护,显露的钙化灶可用动力磨钻磨除或环形、弧形骨刀切除并进入盘内钳取髓核。

（十三）腰椎管狭窄症 MED 单侧入路双侧减压方法与技巧

1. 以下肢症状重的一侧入路置入工作通道。

2. 骨性开窗减压　对椎板间隙消失或呈叠瓦状态,首选超声骨刀或动力磨钻切除、磨除上椎板下缘、关节突关节内缘及下椎板上缘,也可用弧形骨刀完成以上骨性开窗,用角度刮匙剥离掀起黄韧带,神经卫士保护硬膜囊及神经根,用枪钳咬切狭窄侧隐窝及根管,随即将工作通道倾斜 30°~40°,于硬膜囊背侧用枪式椎板钳或枪式椎间孔减压钳（专用）,咬切对侧退变增厚黄韧带,并可咬切棘突基底骨组织,可直视对侧神经根,探查松弛无张力即可。

3. 于骨窗上、肌层下放置侧孔引流管。

（十四）硬膜破损、脑脊液漏处理方法

1. 为不影响手术操作的进程,先用带吊线的脑棉片覆压在破口处,用神经卫士将神经根和硬膜囊一同牵开拉向对侧并固定。

2. 适度对症状侧隐窝即上关节内缘咬切扩窗,电凝止血或脑棉片压迫止血,充分显露突出的间盘,切开纤维环(切口选择斜开或横形),摘除髓核,缝合纤维环裂口。

3. 移开覆盖硬膜囊破损口的棉片,条形裂口用双极电凝夹闭电输出为 2 或 2.5。若缺损形裂口无法电凝夹闭,可用双层纤维蛋白纱布压覆,置侧孔引流管(非负压),肌肉及筋膜紧密缝合且术后将床尾垫高 10cm 并维持 1 周。

（银和平）

OSCG 全国脊柱微创技术规范化培训基地

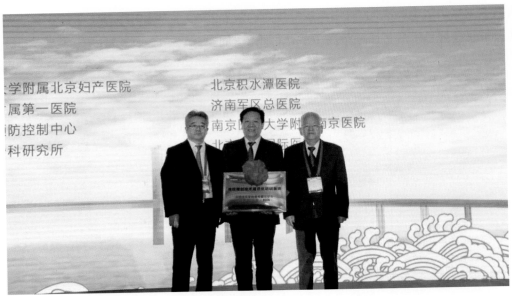

邱贵兴院士颁发"脊柱微创技术规范化培训基地"牌匾

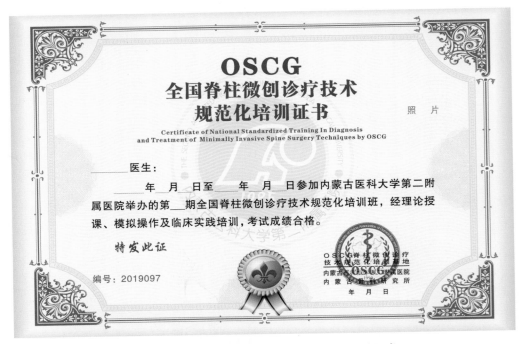

OSCG 全国脊柱微创诊疗技术规范化培训合格证书

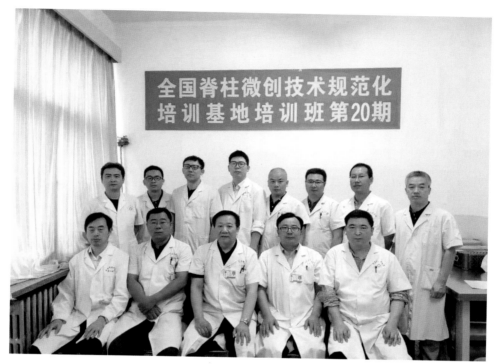

OSCG 全国脊柱微创技术规范化培训基地培训班学员合影

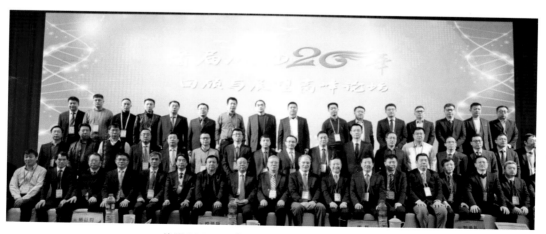

首届 MED 20 年回顾与展望高峰论坛合影